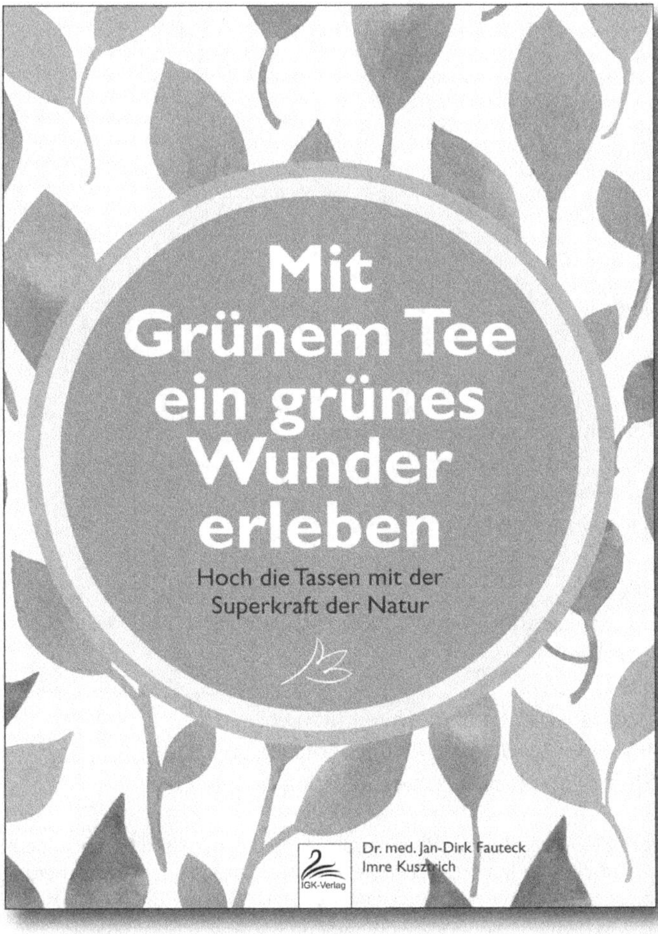

Mit Grünem Tee ein grünes Wunder erleben

Hoch die Tassen mit der Superkraft der Natur

Dr. med. Jan-Dirk Fauteck
Imre Kusztrich

IGK-Verlag

Impressum:

Mit Grünem Tee ein grünes Wunder erleben
Hoch die Tassen mit der Superkraft der Natur

Vertrieb durch Nova MD Verlag
IGK-Verlag
www.IGK-Verlag.com
22393 Hamburg, Volksdorfer Weg 81C, Deutschland
Copyright: © IGK-Verlag
ISBN: 978-3-98942-355-8
Autoren: Dr. med. Jan-Dirk Fauteck, Imre Kusztrich
Fotos: Monash - depositphotos.com, Engel-Fotolia.com
Druck: Sowa Sp. z o. o., 05-500 Piaseczno. Polen

* * *

* * *

Haftungsausschluss. Die folgende Veröffentlichung dient ausschließlich Informations- und Lehrzwecken. Sie ist nicht als Ersatz für ärztlichen Rat oder medizinische Behandlung gedacht. Vor jeder gesundheitlichen Maßnahme sollte ein medizinischer Experte konsultiert werden. Die kombinierte Einnahme von Nahrungsergänzung oder pflanzlichen Substanzen und verschriebenen Medikamenten ohne Zustimmung Ihrer Ärztin oder Ihres Arztes wird nicht empfohlen. Die Autoren, der Verlag, der Vertrieb und alle jene, die in dieser Veröffentlichung namentlich genannt werden, übernehmen keinerlei Haftung oder Verantwortung für Verluste oder Schäden, die durch die Informationen, die in dieser Veröffentlichung vermittelt werden, entstanden oder angeblich entstanden sind.

INHALT

Einführung

Die Zeiten für Grünen Tee sind günstig wie nie.

Denn fast jedes andere beliebte Getränk muss derzeit unter neuen wissenschaftlichen Aspekten kritisch bewertet werden.

Das gilt zum Beispiel für Alkohol. Keine noch so kleine Menge davon ist für unsere Gesundheit unbedenklich. So urteilt die Weltgesundheitsorganisation am 4. Januar 2023. Mit zunehmendem Alter reagiert der Körper anders. Weil der Wasseranteil sinkt, verteilt sich der getrunkene Alkohol auf weniger Flüssigkeit. Häufig wird bereits das Risiko von Stürzen und anderen Unfällen heruntergespielt.

Früher galt es unter Anti-Aging-Medizinern jahrelang sogar als Risiko, ganz auf Alkohol zu verzichten.

Reine Fruchtsäfte und die beliebten Smoothies werden mit fünf möglichen Gefahren in Verbindung gebracht. Je mehr ein Saft gefiltert oder konzentriert wird, desto mehr Gesundes bleibt auf der Strecke. Der geringste Makel könnte der Mangel an wertvollen Ballaststoffen sein. Sie sind die wichtigste Nahrung für die freundlichen Verdauungsbakterien, von denen kein Mensch genug haben kann. Ein Glas frischer Orangensaft enthält etwa 2,6 Gramm dieser Ballaststoffe. Gekaufter Saft enthält meist nur 0,3 Gramm. Ähnlich sieht es bei Vitamin C und anderen Mikronährstoffen aus. Gepresste Säfte enthalten oft nur noch den natürlichen Zucker, der den Stoffwechsel ähnlich stresst wie zugesetzter Zucker.

Und im Januar 2024 schockierte eine neue Studie diejenigen, die grundsätzlich nie ohne Plastikflasche aus dem Haus gehen. So wie wir ständig Hautzellen abstoßen, verlieren Kunststoffe ständig kleinste Partikel. Trinkwasser aus dem Supermarkt enthält zehn- bis hundertmal mehr Nanopartikel aus Kunststoff als bisher angenommen. Markenwässer enthalten schätzungsweise 110.000 bis 370.000 Schwebeteilchen aus Kunststoff pro Liter. Sie sind unvorstellbar klein - ein Tausendstel eines menschlichen Haares - und selbst unter dem Mikroskop nicht sichtbar. Bei der Herstellung werden Chemikalien wie Bisphenole, Phthalate und Perfluorderivate, kurz PFAS, verwendet. Sie sind hormonell wirksam. Sie gelangen durch die Körperwärme über das Gewebe oder die Atemwege in den Blutkreislauf und können die Funktion unserer Hormone in der Schilddrüse, im Immunsystem und in der Fortpflanzung stören.

Grüner Tee hingegen genießt in der medizinischen Wissenschaft höchste Anerkennung.

Gleichzeitig ist das Wissen von Millionen Menschen über diesen besonderen Genuss mehr als dürftig.

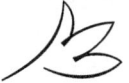

Weltkulturerbe mit gesundheitlicher Wirkung

In vielen Teilen der Welt ist Tee bereits das beliebteste Getränk, und wo das noch nicht der Fall ist, ist er auf dem besten Weg, es zu werden. In diesem Buch nehmen wir ihn unter die Lupe. Obwohl es etwa 3.000 Produkte gibt, die als Tee bezeichnet werden, verdienen nur die Tees, die aus der Pflanze Camellia sinensis gewonnen werden, diese Bezeichnung. Sie wächst als immergrüner Strauch oder kleiner Baum und wurde ursprünglich von dem schwedischen Naturforscher Carl von Linné Thea sinensis genannt. Seit 1887 gehört sie botanisch zur Gattung der Kamelien.

Solange die Blätter der Camellia sinensis am Strauch oder Baum hängen, sind sie wasser- und gasdicht.

Zu welchem Tee sie nach dem Pflücken schließlich verarbeitet werden, hängt allein von der Art und Weise ab, wie die Teebäuerinnen und -bauern die Blätter weiterverarbeiten.

Ausgangspunkt ist immer das frische, grüne Blattgut der Teepflanze Camellia sinensis.

Ob Schwarzer Tee, Oolong Tee, Gelber Tee, Weißer Tee oder Grüner Tee - der entscheidende Unterschied entsteht erst durch viel, wenig oder fast gar keinen Kontakt mit dem aggressiven Luftsauerstoff.

Schwarzer Tee ist immer das Ergebnis einer maximalen Einwirkung dieses Gases. Die grünen Blätter sind am Ende tiefschwarz. Wegen der rötlich schimmernden Färbung des Getränks wegen der rötlich schimmernden Färbung des Getränks wird diese Teevariante in Ostasien auch heute noch als roter Tee bezeichnet.

In diesem Zusammenhang tauchen immer wieder die Begriffe Oxidation und Oxidation auf. Oxidation ist immer eine natürliche Reaktion mit Sauerstoff.

Die gleiche Reaktion wurde früher in einigen klassischen Teeanbaugebieten wie Ceylon und Formosa als Fermentation bezeichnet.

Wegen der für den späteren Schwarzen Tee erwünschten Oxidation werden die Zellwände der Blätter durch Druck beim manuellen oder maschinellen Rollen aufgebrochen. Dieses Zwischenprodukt wird dann mehrere Stunden bei Raumtemperatur gelagert.

Unter dem gewollten Einfluss der Luft verändern sich in den geernteten Blättern der Teepflanze alle pflanzenchemischen Inhaltsstoffe.

Wie bei jeder Pflanze handelt es sich dabei um allgemeine Schutzstoffe, die vor allem zur Abwehr von Krankheiten und anderen Bedrohungen aus der Umwelt gebildet werden. Pflanzen können ihren Gefahren nicht entfliehen und müssen in der Lage sein, Nachtfrost, Hitzeschlag, Trockenheit und Fraßschäden zu überstehen. Auch die Oxidation durch Luftsauerstoff stellt eine große Bedrohung dar. Die Pflanze wehrt sich mit antioxidativen Inhaltsstoffen.

Nach dem Verzehr entfalten solche sekundären Pflanzenstoffe auch im menschlichen Körper erwünschte Wirkungen.

Eine der wichtigsten Gruppen sind die Polyphenole. Grüner Tee bleibt vom aggressiven Sauerstoff fast völlig verschont. Das macht ihn zu einer der idealen Quellen für Polyphenole. Sie machen 30 bis 40 Prozent des Trockengewichts aus, in Extrakten sogar bis zu 90 Prozent.

Polyphenole zeigen eine bemerkenswerte Vielfalt. Jahrhundertelang wurden sie als Farbstoffe und wegen ihrer Säuren zum Gerben von Kleidung verwendet. Heute spielen sie eine besonders wichtige Rolle für die menschliche Gesundheit. Verschiedene Pflanzenarten, die besonders reich an Polyphenolen sind, haben als hochgeschätzte Heilpflanzen weltweit Eingang in die Volksmedizin gefunden.

Ihnen werden vielfältige gesundheitsfördernde Eigenschaften zugeschrieben. Die meisten beruhen auf ihrer antioxidativen Wirkung. Das bedeutet, dass die Moleküle der Polyphenole aggressive Sauerstoffradikale neutralisieren und unschädlich machen können.

Dadurch kann zum Beispiel verhindert werden, dass Cholesterin im Blut mit aggressiven Sauerstoffmolekülen reagiert und das Risiko für Arteriosklerose steigt.

Auf vielfältige Weise hemmen Polyphenole Entzündungen, erschweren die

Aktivität von Krebszellen, schützen Hirngewebe und Strukturen des Herz-Kreislauf-Systems, stärken die Gefäße, verbessern den Fettstoffwechsel, bekämpfen Krankheitserreger und senken einen zu hohen Blutdruck. Diabetes, Fettleibigkeit und das metabolische Syndrom treten seltener auf.

Dass Grüner Tee schon vor mehr als 300 Generationen als Heilmittel geschätzt wurde, ist auf seinen Gehalt an Polyphenolen zurückzuführen.

Dabei spielen zwei Molekülgruppen eine wichtige Rolle: die Catechine, die eigentlichen Gesundheitsförderer des Grünen Tees, und ihre wesentlich größere Schwester, die Tannine. Gerade die Catechine haben das immens wichtige Potenzial, den gefürchteten oxidativen Stress im menschlichen Körper abzubauen. Wissenschaftlerinnen und Wissenschaftler konnten nachweisen, dass Catechine die Blutgefäße erweitern und die Durchblutung fördern. Im Verdauungstrakt verhindern sie schädliche Wechselwirkungen zwischen Bakterien und Viren. Einige schädliche Mikroben setzen beim Absterben Gifte frei, die durch Catechine entschärft werden können.

Diese pflanzlichen Mikronährstoffe nehmen wir auch in der Kakaobohne, in Gemüse, Weintrauben und in den Obstsorten Apfel, Aprikose, Birne, Brombeere, Erdbeere, Himbeere, schwarze Johannisbeere, Pfirsich, Pflaume, Quitte, Sauerkirsche, Stachelbeere und Süßkirsche zu uns. Sie sind immer aromatisch.

Einige Kräuter enthalten extrem hohe Konzentrationen an Polyphenolen, wie zum Beispiel Gewürznelken, die in kleinen Mengen nicht viel zu einer Mahlzeit beitragen.

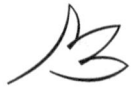

Nur Grüner Tee
wird schonend verarbeitet

Der größte Teil der weltweiten Teeernte, etwa vier Fünftel, wird unmittelbar nach der Ernte schnell zu Schwarztee verarbeitet. Nachdem die Blattstruktur durch mechanischen Druck aufgebrochen wurde, werden die Moleküle mit dem chemisch aggressiven Sauerstoff der Atemluft konfrontiert. In einer Kettenreaktion wird das im Teeblatt schlummernde Enzym Polyphenoloxidase aktiviert. Es wandelt die in den Teeblättern enthaltenen Catechine in andere hochwirksame Substanzen und ätherische Öle um. Gleichzeitig wird das Chlorophyll der Teepflanze abgebaut und die grüne Farbe wechselt in ein bräunliches Rot bis Schwarz.

Diese durch den Sauerstoff ausgelösten und verursachten Veränderungen bestimmen die späteren Eigenschaften des fertigen Tees und seine Einstufung in eine bestimmte Kategorie. Dies geschieht innerhalb von zwei bis fünf Stunden, wenn der Teebauer dies zulässt.

Sie legen im Voraus fest, in welchem Umfang dies geschieht. Im späteren Schwarztee oxidiert das Grün stundenlang und verändert sich unter dem Einfluss von Luftsauerstoff, bis es vollständig getrocknet ist.

Das durch den Sauerstoff ausgelöste Enzym bleibt so lange aktiv, bis es durch große Hitze vollständig zerstört wird. Dadurch wird die Oxidation gestoppt. Dies geschieht durch einen plötzlichen Temperaturanstieg von Raumtemperatur auf 85 Grad oder mehr.

Dieser wichtige Eingriff in die Oxidation wird auf Chinesisch Shaqing genannt und bedeutet das Fixieren eines gewünschten Zustandes durch Hitze.

Eine ganz andere, nämlich schonendere Behandlung erfahren die Blätter und Stängel, aus denen später das Getränk Grüner Tee entsteht. Bei ihnen wird die Zerstörung des pflanzlichen Enzyms Polyphenoloxidase durch rasches Shaqing nach der Ernte sofort eingeleitet. So kommt es gar nicht erst zur Oxidation.

Diese Inaktivierung des Enzyms, das die Oxidation ermöglichen würde, macht den entscheidenden Unterschied aus. Die meisten polyphenolischen Verbindungen im frisch geernteten grünen Blattmaterial von Camellia sinensis werden vom Luftsauerstoff nicht erfasst und oxidieren nicht. Dies betrifft Catechine, Epigallocatechingallat, Flavanolglykoside, Flavone, Anthocyane, Phenolsäuren und die wesentlich größere Version der Catechine, die Tannine.

Die Blätter bleiben am Ende grün.

Während die trockenen Blätter des Grünen Tees zu 30 bis 42 Prozent aus Catechinen bestehen, sind es beim Schwarzen Tee in der Regel nur drei bis zehn Prozent des Trockengewichts.

Auch die Umgebungstemperatur, die Luftfeuchtigkeit und die Lagerung der Blätter hinterlassen ihre Spuren im Endprodukt. In Indien und Sri Lanka wird die Teeernte auf Tischen ausgebreitet, in China werden die Blätter oft in Körben und mit Tüchern vor zu viel Sauerstoff auf einmal geschützt.

Aber immer ist es die gewünschte Menge an Sauerstoff, die die grünen Teeblätter zu schwarzem Tee werden lässt.

Deutlich geringere Mengen an ausgewählten Teesorten werden dagegen mit wenig oder gar keiner Oxidation hergestellt.

Diese Teesorten haben oft einen eigenen Charakter. Die obersten Blattknospen sind intensiv mit feinsten weißen Härchen besetzt. Nur aus ihnen entsteht der Weiße Tee, der nur sehr wenig mit Sauerstoff oxidieren darf und in seinen wertvollsten Sorten die Bezeichnung Silbernadel verdient.

Da die Blätter und Stängel selbst saftig grün sind, nannte man in den Anfangsjahren des Weißen Tees, Ende des 18. Jahrhunderts, die Ernte der feinsten Büsche und Bäume Grüne Schneeschösslinge. Durch ähnliche Verfahren entstehen auch die Vertreter der Gruppe des Gelben Tees.

Eine Sonderstellung nimmt der Grüne Tee ein. Bei seiner Herstellung wird die Oxidation durch Luftsauerstoff vollständig unterbunden. Dies macht den gravierenden Unterschied zu allen anderen Teegetränken aus.

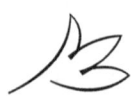

Gesundmacher Grüner Tee

Je älter ein Teebaum ist, desto besser ist die Qualität seiner Blätter und desto höher ist ihr Mineralstoffgehalt. Auch die Höhenlage hat einen Einfluss. Chinesische Teebauern und Teebäuerinnen bezeichnen Tees ab einer Höhe von etwa 800 Metern als Gebirgstee. Weitere 400 Meter höher spricht man ohne schlechtes Gewissen von High Mountain Tea.

Seit rund 5.000 Jahren wird der Genuss von Tee mit Wohlbefinden in Verbindung gebracht, und in Abertausenden von Vergleichen und Untersuchungen wurden die Zusammenhänge zwischen den pflanzlichen Inhaltsstoffen des Grünen Tees und seiner gesundheitlichen Wirkung erforscht. Umso erstaunlicher war es, was eine am 1. Juli 2014 in der Fachzeitschrift „Molecules" veröffentlichte wissenschaftliche Arbeit zu Tage förderte.

Seine wichtigste Aktivität im menschlichen Körper variiert je nach Erntezeit.

Es geht um die Fähigkeit des grünen Tees, unsere Zellen und ihre Funktionen vor Veränderungen und Zerstörung durch sogenannte freie Radikale zu schützen.

Darum geht es: Bei ganz normalen, gesunden Vorgängen unseres Stoffwechsels zur Energiegewinnung verwerten wir Kohlenhydrate, Fette und Eiweiße in Gegenwart von Sauerstoff. Als Abfallprodukte entstehen aggressive Moleküle, abgekürzt ROS, reaktive Sauerstoffspezies.

Sauerstoff hat den griechischen Namen Oxygenium.

Besonders energiereich ist das Immunsystem.

Bei der Vernichtung von lebenden Bakterien, Viren und Pilzen. Außerdem mobilisiert unsere Krankheitsabwehr immer mehr Aktivitäten als Verzweiflungsmaßnahme gegen Umweltchemikalien, Luftverschmutzung, Zigarettenrauch und UV-Strahlung. Dabei entstehen ständig aggressive Sauerstoffradikale. Auch bei Entzündungen, schweren Infektionen und bestimmten Antibiotika und Hormonpräparaten werden freie Radikale vermutet.

Im Übermaß kommt es zu Zellschädigungen durch Oxidation. Dieser Zustand wird oxidativer Stress genannt.

Entfesselter Sauerstoff ist durch seine Wirkung auf die Zellen sowohl für natürliche und vorzeitige Alterungsprozesse von Organismen als auch für die Entstehung von Krankheiten wie Herzinfarkt, Krebs, Diabetes, Schlaganfall, Parkinson oder Alzheimer verantwortlich.

Die wertvollen Inhaltsstoffe des Grünen Tees wirken diesen Effekten entgegen. Bisher wurden mehr als 500 biochemisch wirksame Substanzen identifiziert. Im unfermentierten Grünen Tee sind sie alle noch enthalten.

15 bis 20 Prozent des Trockengewichts sind Proteine, vor allem Enzyme mit biochemischer Wirkung. Sieben Prozent sind feste Polyphenolverbindungen aus der Gruppe der Lignine in den Zellwänden.

Je nach Sorte bis zu vier Prozent sind Aminosäuren wie Theanin, Glutaminsäure, Tryptophan, Glycin, Serin, Asparaginsäure, Tyrosin, Valin, Leucin, Threonin, Arginin und Lysin.

Eine oft stark unterschätzte Bedeutung haben die Mineralstoffe und Spurenelemente mit fünf Prozent Trockengewicht wie Phosphor, Kobalt, Calcium, Magnesium, Chrom, Mangan, Eisen, Kupfer, Zink, Molybdän, Selen, Natrium, Strontium, Nickel, Kalium, Fluor und Aluminium. Selten erwähnt werden die Vitamine B, C und E, wertvolle Fette wie alpha-Linolsäure, Coffein, Theophyllin, Alkalide wie das anregende Theobromin und die Farbpigmente Chlorophyll und Carotinoide. Der Coffeinanteil beträgt zwei bis vier Prozent der Trockensubstanz.

Die interessanteste Gruppe bilden die Tee-Polyphenole. Etwa 30 Vertreter sind Catechine, Flavonoide, Anthocyanine und Phenolsäuren.

Im Grünen Tee kommen hauptsächlich sieben Arten von Catechinen vor:

Catechin, Epicatechin, Gallocatechin, Epigallocatechin, Epicatechingallat, Epigallocatechingallat und Galcatechingallat.

Die wasserlöslichen Farbstoffe der Anthocyane sind nur in geringen Mengen vorhanden. Durch ihren bitteren Geschmack sind sie jedoch stark qualitätsbestimmend.

Noch wenig bekannt und geschätzt sind die Wirkungen der Phenolsäuren. Die Gallussäure schützt antioxidativ die Nervenzellen. Chlorogensäure wird mit der Senkung des Blutdrucks in Verbindung gebracht. Der in Pflanzen weit verbreiteten Kaffeesäure werden in der Anti-Aging-Medizin zahlreiche positive Wirkungen zugeschrieben: gegen Entzündungen, Krebs, Diabetes und vorzeitige Alterungsprozesse. Auch die Cumarinsäure, die Ellagsäure und die Chinasäure haben medizinische Wirkungen wie den Schutz der Leber und günstige Effekte bei Chemotherapien.

Die Menge an Catechinen variiert in den ursprünglichen Teeblättern aufgrund von Unterschieden in Sorte, Herkunft und Anbaubedingungen.

Die Grünteeproben für die Studie in „Molecules" 2014 stammten aus einem Teegarten mit später erster Blüte in der Provinz Boseong in Korea. Sie wurden in vier verschiedenen Blattaltersgruppen untersucht. Die Teeblätter wurden von Ende April bis Ende Mai im Abstand von einer Woche oder mehr aus demselben Teegarten geerntet und sofort zu handelsüblichem gedämpften Grüntee verarbeitet.

Untersucht wurden Theanin, Theobromin, Coffein und Catechine. Die höchste antioxidative Aktivität hatten die Inhaltsstoffe des relativ ältesten Teeblattes. Dieses Ergebnis wird durch eine Studie mit grünem Tee aus Hawaii bestätigt. Auch hier war die antioxidative Aktivität der alten Blätter höher als die der jungen.

Etwa 30 organische Säuren in den Blättern des Grünen Tees bestimmen das Aroma und den Geschmack. Geringe Mengen an Kohlenhydraten bewirken einen leicht süßen Geschmack.

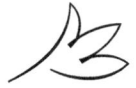

Bis zuletzt geschützte Knospen
und zarteste Blätter

Für die Teesorte Grüner Tee werden kleinblättrige, zartere Sorten der Camellia sinensis bevorzugt. Für die beste Qualität werden nur die beiden obersten Blätter der Pflanze gepflückt. Das Pflücken der Teeblätter erfordert handwerkliches Geschick und Wissen, damit am Ende grüner Tee entsteht. Wird das Blatt unbeschädigt gepflückt, kann es auch bei den letzten Verarbeitungsschritten lange intakt bleiben. Sobald jedoch die Blattstruktur sehr früh gebrochen und verletzt wird, ist es schwierig, die Einwirkung von Luftsauerstoff zu verhindern.

Schon eine geringe Oxidation würde die Herstellung eines qualitativ einwandfreien Grünen Tees unmöglich machen.

In verschiedenen Teeregionen hat sich ein bestimmter Pflückstandard für das Endprodukt Grüner Tee durchgesetzt. In der Regel werden eine Blattknospe und zwei damit verbundene Blätter gepflückt. Es gibt aber auch Verfahren, bei denen nur die Knospe oder nur ein Blatt gepflückt wird. In den Augen der Menschen, die sich beruflich damit beschäftigen, sind diese Bestandteile immer fleischig, feucht und von hellgrüner Farbe.

Für die begehrtesten Produkte werden die ersten Knospen des Jahres verwendet.

verwendet. Camellia sinensis ist eine früh blühende Pflanze. Im engen Zeitfenster Ende März und Anfang April sind die Blüten der ersten neuen Knospen am begehrtesten. Die Teepflückerinnen und Teepflücker verlassen sich auf ihr Wissen über die Teepflanze und wählen für ihre Arbeit bewusst den idealen Zeitpunkt: entweder früh am Morgen oder wenn die Sonne bereits hoch steht.

Hochwertiger Tee entsteht zwar unter freiem Himmel, aber er fällt nicht vom Himmel, sondern basiert auf unabdingbaren Voraussetzungen. Jeder Schritt im Umgang mit der Pflanze hat Einfluss auf das Aroma. Durch die Erfahrung und das von Generation zu Generation weitergegebene Wissen entstehen individuelle, graduelle Unterschiede.

Traditionell werden die geernteten Knospen, Triebe und Blätter für den späteren Grüntee schonend von Hand der Sonne ausgesetzt. Dies kann bei gutem Wetter in flachen Körben im Freien geschehen oder in Räumen, die durch einen Warmluftstrom auf der gewünschten Temperatur gehalten werden.

Für die spätere Verarbeitung ist es wichtig, bereits beim Pflücken die zarten Pflanzenteile zu identifizieren, die bereits für die Weiterverarbeitung geeignet sind. Die Blätter müssen danach aber möglichst lange unverletzt, also frisch bleiben. Nur so können vermeidbare biochemische Reaktionen durch die Luft verhindert werden.

Die Auslese erfolgt auch heute noch häufig von Hand.

Geübte Pflückerinnen und Pflücker können an einem Arbeitstag bis zu 25 Kilogramm sammeln. Daraus wird am Ende, hauptsächlich durch Entzug von Feuchtigkeit, vielleicht ein Fünftel des Teegewichts, also fünf Kilogramm, gewonnen.

Die Art und Weise, wie der Tee gepflückt wird, hat einen entscheidenden Einfluss auf die Qualität des Endprodukts. Ziel ist es, so zu pflücken, dass die Blätter intakt bleiben. Tees, die aus ganzen Blättern zerkleinert werden, geben ihre Aromen langsamer ab.

Bei der Herstellung von grünem Tee ist der ständige Schutz vor Oxidation durch Luftsauerstoff von entscheidender Bedeutung. Dies wäre nicht mehr möglich, wenn Bestandteile der Teepflanze beim Pflücken mehr als notwendig verletzt würden. Aus dem gleichen Grund muss das Grün innerhalb weniger Stunden verarbeitet werden, bevor auch ohne Oxidation biologische Prozesse in der gepflückten Ware verstärkt einsetzen.

Das wachsende Interesse an Tee in vielen Teilen der Welt hat auch die Technologie beflügelt. In Japan, Südkorea und Australien werden erfolgreich Erntemaschinen eingesetzt, die durchaus gute Qualitätsergebnisse liefern.

Nach der Ernte folgt das Welken.

Diese Bezeichnung wird in der Natur normalerweise mit dem Vertrocknen und dem Abblühen gleichgesetzt.

In der Teeproduktion ist das Welken jedoch ein natürlicher Zwischenschritt. Die innere, schützende feste Struktur der Knospen, Triebe und Blätter wird dadurch geschmeidig gemacht, dass das Erntegut nicht leicht ungewollt bricht wie ein knackig-frisches Blatt. Dies geschieht durch den Entzug eines Teils der natürlichen Pflanzenfeuchtigkeit, etwa ein Viertel bis ein Drittel. Das Erntegut wird dafür häufig auf Matten oder Bambustabletts im Freien ausgebreitet, wo es von morgens bis abends ruht. Um eine gleichmäßige Veränderung durch das Welken zu erreichen, sollten die Blätter und anderen Bestandteile regelmäßig gewendet werden. Auch bei Spitzensorten ist heute noch ein hoher Anteil an qualitativer Handarbeit erforderlich.

Allerdings kann gepflückter Tee mittlerweile auch in offenen, wannenförmigen Behältern oder auf Tischen über Nacht welken und durch ein elektrisches Luftgebläse bearbeitet und erwärmt werden. Die optimalen Prozessbedingungen liegen bei etwa 34 Grad Celsius.

Das Pflanzengut wird allmählich etwas zäher, was dazu führt, dass es bei der weiteren Verarbeitung die unvermeidlichen Handgriffe besser erträgt und nicht so leicht bricht. Dadurch bleibt das Erntegut unversehrt und es kommt nicht zu einer Oxidation durch den Luftsauerstoff. Gleichzeitig leitet das Welken gewünschte biochemische Veränderungen ein.

Der optimale Zeitpunkt, um das Welken zu beenden und den Tee für den nächsten Verarbeitungsschritt vorzubereiten, wird durch visuelle und taktile Prüfung ermittelt.

Ab diesem Zeitpunkt unterscheiden sich die Verarbeitungsschritte von Grünem Tee, Weißem Tee und anderen Teesorten endgültig voneinander.

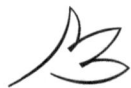

Dämpfen, Rösten oder Backen

Die Weiterverarbeitung des Grünen Tees nach der Ernte des Blattgutes umfasst drei Arbeitsschritte: zunächst das Verhindern der Oxidation durch Luftsauerstoff, dann das Rollen oder Walzen und schließlich das Trocknen. Zerstörte Blattstrukturen würden sofort zu oxidieren beginnen, da zahlreiche Enzyme der Teepflanze mit der Luft reagieren. Dies geschieht, um aufgrund der Verletzung neue Verbindungen mit antioxidativen Eigenschaften zum Schutz der Pflanze zu bilden. Bei der Herstellung von Schwarztee und Oolong-Tee ist dies erlaubt und sogar erwünscht.

Bei grünem Tee ist diese chemische Veränderung durch Oxidation nicht erwünscht. Deshalb wird schon kurz nach der Ernte damit begonnen, die oxidierenden Enzyme an ihrer Reaktion zu hindern. Dazu müssen die Blätter stark erhitzt werden.

Zur Erinnerung: Der größte Teil der jährlichen Teeernte wird bewusst auf den Einfluss des Luftsauerstoffs vorbereitet, indem die natürliche Pflanzenstruktur stark verletzt wird, so dass sich die Pflanzenzellen rasch verändern, ähnlich dem Verrosten von Metall durch Oxidation. Dafür sorgen bestimmte oxidierende Enzyme.

Die dabei aktivierten Enzyme sind aber auch in den Pflanzenbestandteilen jedes späteren Grüntees vorhanden. Damit sie nicht die ungewollten Umwandlungsprozesse in Gang setzen und die Blätter möglicherweise doch noch oxidieren, werden die oxidierenden Blattenzyme sicherheitshalber inaktiviert, also stillgelegt.

Dies geschieht beim Grünen Tee nach dem Welken durch Erhitzen der Blätter.

Generell gilt, dass die Wärmebehandlung die Wirksamkeit einiger pflanzlicher Nährstoffe verringert und die Wirksamkeit und Verfügbarkeit anderer erhöht. Zum Beispiel ist erhitztes Lycopin, das in rotem Obst und Gemüse wie Erdbeeren und Tomaten enthalten ist, ein noch stärkeres Antioxidans. Den größten Einfluss auf den Erhalt der Nährstoffe hat die Garzeit. Generell gilt: Je kürzer die Garzeit, desto mehr Nährstoffe bleiben erhalten. Beim Kochen von Gemüse werden außerdem bestimmte Inhaltsstoffe aufgeschlossen, so dass unser Verdauungssystem nicht so viel Arbeit leisten muss. Es ist bekannt, dass die Stärke einer Kartoffel oder Nudel auf mindestens 50 Grad erhitzt werden muss, um essbar zu sein.

Beim Erhitzen der Blätter von Camellia sinensis werden je nach Tradition und Region verschiedene Techniken angewandt, um die durch Enzyme ermöglichte Oxidation zu stoppen oder ganz zu verhindern.

Bei einigen Sorten aus China, Japan und Südkorea werden die geernteten und welken Teeblätter heiß gedämpft. Andere gängige Grünteesorten werden in der Pfanne geröstet, in China meist im Wok. Immer geht es darum, bestimmte Enzyme durch Hitze zu inaktivieren.

Das ist eine Gratwanderung, die nur mit Erfahrung und Können perfekt gelingt.

Die Röstung kann unerwartete Aromen wie Kakao und Schokolade hervorrufen. Eine starke Röstung würde den Geschmack des Tees intensivieren und zahlreiche Aufgüsse ermöglichen. Bei starker Röstung gehen jedoch die für Grüntee typischen blumigen und blumigen Geschmacksnoten verloren.

Grüner Tee aus China und Taiwan kann auch gebacken sein. Das sogenannte Backen der Blätter ist ein drittes Verfahren, das im Chinesischen Hongqing genannt wird. Auch diese Hitze stoppt die chemische Fähigkeit bestimmter Blattenzyme, die Oxidation durch Sauerstoff zu beschleunigen.

Die aufwendigste Art des Erhitzens ist, wie schon seit Jahrhunderten, das reine Sonnenlicht. Dazu werden die Blätter locker auf Matten ausgebreitet. Druck muss vermieden werden, denn auch er löst sofort biochemische Veränderungen aus, wenn sich die zarte Pflanze mit letzter Kraft gegen die Gewalt von außen wehrt ... „und das Ergebnis wäre kein grüner Tee mehr", heißt es in der wissenschaftlichen Literatur. Mindestens zwei klare Sonnentage sind nötig, um die aggressiven Enzyme zu deaktivieren. Bei unsicherer Wetterlage riskiert der Produzent deshalb Ertragsausfälle, weshalb die Sonnenlicht-Variante nur noch selten zum Einsatz kommt.

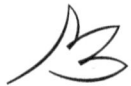

Teemeister arbeiten mit eiserner Hand

Nach dem Erhitzen wird das Blattgut zerkleinert und in die Form gebracht, in der es später verwendet wird. Dies geschieht durch Rollen oder Falten des Blattes.

Manchmal geschieht dies bereits während des Erhitzens im Wok, wenn Knospen, Triebe und Blätter immer wieder gegen die Wokwand gefaltet werden.

Die Begriffe Rollen und Falten geben die damit verbundenen Vorgänge nicht annähernd wieder.

Beim Rollen wird die Struktur des Teeblattes aufgebrochen. Die mit Aromastoffen gefüllten Zellsäfte treten glänzend an die Oberfläche. Größere und dickere Blätter müssen grundsätzlich stärker und länger gerollt werden. Beim Längsrollen werden die Blätter geschickt ineinander gedreht. Andererseits entstehen durch kräftiges Kneten der Blattmasse Sorten mit sehr viel ausgepresstem Zellsaft, was dem Geschmack eine blumige Note verleihen kann.

Zum Rollen verwenden die Teehersteller Maschinen mit zwei Metallplatten. Die untere Platte hat ein griffiges Relief, während die obere Platte glatt ist. Der Tee wird auf die untere Platte gelegt.

Während des Rollens drehen sich beide Platten, jedoch in unterschiedliche Richtungen. Gleichzeitig wird die glatte Platte von oben gegen das Teematerial gedrückt. Das Teematerial wird ständig gedreht und gerollt, so dass es von allen Seiten bearbeitet wird.

Größere Anlagen dieser Art arbeiten mit elektrischem Antrieb. Viele kleinere Teehersteller legen Wert auf Handarbeit und verzichten auch beim Rollen auf einen Elektromotor.

Reine Handarbeit ist natürlich bei den chinesischen Edelsorten gefragt, bei denen die Teeblätter im Wok an der Wand gefaltet werden.

Die aufgewendete Zeit und der auf das Pflanzenmaterial ausgeübte Druck spiegeln sich in genau erwarteten Reaktionen im Teeblatt wider und bestimmen letztlich die Qualität und den Geschmack des Grünen Tees.

Zum Beispiel hat der ausgeübte Druck einen großen Einfluss auf die Blattgradation. Je höher der Druck, desto mehr kleine und anders gebrochene Partikel entstehen. Dies ist eine wichtige Eigenschaft von Tee im Allgemeinen. Zerkleinerte Teeteilchen haben eine größere Oberfläche im Verhältnis zu ihrem Eigengewicht. Dadurch werden Mikronährstoffe der Teepflanze und Aromapartikel beim Aufgießen mit heißem Wasser vermehrt und verstärkt ausgeschwemmt. Es gibt eine Faustregel: Eine Teesorte mit vielen kleinen Blättern schmeckt wahrscheinlich intensiver, aber es wird in der Regel auch mehr davon pro Aufguss verbraucht.

Durch Rollen oder Falten werden die Zellwände aufgebrochen. Dies dauert etwa 30 bis 60 Minuten. Beim schwarzen Tee ist dieser Vorgang die Einleitung der Oxidation durch den Luftsauerstoff. Er entfällt beim späteren Grünen Tee, da die dafür notwendigen chemischen Enzyme bereits durch das Erhitzen neutralisiert wurden.

Durch das Rollen werden die Blätter in die gewünschte Form gebracht. Durch verschiedene Rolltechniken entstehen zum Beispiel die spezielle gedrehte Form von Mao Feng und die gerade Nadelform der Edelteesorten Gyokuro und Sencha.

Durch den Druck und die Reibung beim Rollen wird den Blättern Feuchtigkeit entzogen. Gleichzeitig sorgt die freigesetzte Feuchtigkeit als eine Art Blattsaft dafür, dass die Blätter zusammenkleben. Nach dem Rollen müssen die Teeblätter daher von Hand oder in einer Trommel gelockert und voneinander getrennt werden,

bevor sie die Trocknungsphase durchlaufen. Bei der abschließenden Trocknung entsteht der fertige Tee.

Durch vorsichtige Wärmezufuhr wird der Feuchtigkeitsgehalt der Blätter auf weniger als ein Zwanzigstel des ursprünglichen Wassergehalts reduziert. Auf diese Weise bleiben Aroma und Geschmack erhalten. Die fast trockenen Bestandteile können bei Raumtemperatur gelagert werden. Dazu werden verschiedene Verfahren eingesetzt. Meist kommen spezielle Trockner zum Einsatz, die mit einer für das jeweilige Blattgut idealen Temperatur arbeiten können.

Teemeister arbeiten mit der sogenannten eisernen Hand, die an die Hitze des Woks gewöhnt ist. Das Teematerial wird zuvor mit zehn verschiedenen

Handtechniken bearbeitet, darunter das Zerkleinern, Schwenken und Trennen der Blätter. Die Ausbildung zum Teemeister kann bis zu fünf Jahre dauern.

Die Trocknung erfolgt in mehreren Arbeitsschritten. Der spezielle Grüntee Mao Feng Green wird mit einer ersten Hitze getrocknet und ruht vor der abschließenden zweiten Trocknung, bis er wieder die vorherige Temperatur erreicht hat. Dragon Well, zu Deutsch Drachenbrunnen, wird traditionell in einem eisernen Wok getrocknet. Was einfach klingt, beruht auf alten Erfahrungen. Das Blattgut und der Wok müssen zu bestimmten Zeiten erhitzt und wieder abgekühlt werden. Vor dem letzten Trockengang ruht der Tee.

Rollen und Trocknen sind in der Regel zwei aufeinander abgestimmte Prozesse. Dabei werden die Blätter oft direkt in die heiße Röstpfanne oder an die Wand des Woks gedrückt.

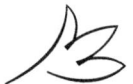

Matcha, der Star dank Sonnenmangel

Diese Behandlung erfahren fast alle Grüntees, mit einer großen Ausnahme. In der japanischen Teezeremonie ist ein sorgfältig ausgewählter und anschließend gemahlener Grüntee der Star, auf Japanisch Matcha genannt. Die dafür ausgewählten Teesträucher werden in den letzten vier Wochen ihrer Reife meist mit lichtundurchlässigen Netzen abgedeckt. Dadurch verlängert sich die Reifezeit. Durch den künstlich herbeigeführten Sonnenmangel bilden sich vollbeschattete, sehr aromatische, dunkelgrüne Blätter.

Der geerntete Tee wird gedämpft, getrocknet und zerkleinert, so dass sich Stängel und Blattadern vom Blattgewebe lösen und anschließend durch einen Luftzug voneinander getrennt werden. Für Matcha wird nur das feine Blattgewebe verwendet. Dieses von Ästen und Stängeln befreite Blattfleisch wird Tencha genannt.

Um das Endprodukt Matcha herzustellen, wird das Blattgut mit heißem Wasserdampf erhitzt, so dass die oxidierenden Enzyme ihre Wirkung verlieren. Die einzelnen Blätter werden weder gerollt noch gefaltet. Sie werden in ihrer natürlichen Form getrocknet. Es entstehen flache, spröde Blätter, die zuletzt gebrochen werden. Durch ein Luftzugverfahren werden Stängel, Zweige und Adern entfernt. Schließlich wird das reine Blattfleisch in Steinmühlen zu Pulver feinster Körnung vermahlen. Eine traditionelle Granitsteinmühle produziert etwa 30 Gramm Pulver pro Stunde.

Ursprünglich wurden in China auf diese Weise besonders ausgesuchte Teeblätter getrocknet und in Pulverform zu Heilzwecken verwendet. Diese Form der ostasiatischen Medizin existierte vermutlich bereits im sechsten Jahrhundert. Das Pulver wurde in buddhistischen Klöstern hergestellt und zum größten Teil auch dort verwendet. Erst ein halbes Jahrtausend später gelangten diese Kenntnisse und Fertigkeiten nach Japan. Während in China sowohl der Buddhismus als auch die Matcha-Kunst an Bedeutung verloren, entwickelte sie sich in Japan zu einer ganz besonderen Teezeremonie.

Das sehr empfindliche Matcha-Pulver muss auf ganz besondere Weise vor Luftsauerstoff geschützt werden. Im Kühlschrank und in einer luftdichten Verpackung verlängert sich die Haltbarkeit des Tees.

Inzwischen gibt es auch in Deutschland gemahlenen Matcha. Im Handel sind

Produkte aus Grünteepulver erhältlich, das aus dem ganzen Teeblatt gewonnen wird. Es werden unbeschattete und halbbeschattete Varianten angeboten. Sie unterscheiden sich stark in Qualität, Geschmack, Intensität und Farbe. Meist sind sie herber und preiswerter und werden für die Weiterverarbeitung zu Matcha-Getränken oder Matcha-Eis bevorzugt.

Im Internet wird auf die Möglichkeit einer Matcha-Tortenglasur hingewiesen: Puderzucker, Matcha-Pulver und etwas Tee zu einer Glasur verrühren und das Gebäck darin eintauchen. Oder die Glasur von Hand auftragen.

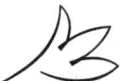

„Grünen Tee" im Restaurant bestellen ist zu wenig

Selbst in gehobenen Restaurants hört man bei der Bestellung von Grünem Tee fast nie den Wunsch nach einer bestimmten Sorte. Tatsächlich gibt es eine riesige Auswahl an sehr typischen, sehr unterschiedlichen und sehr beliebten Sorten.

Allein China ist stolz auf mehr als 300 verschiedene Sorten, die sich - abgesehen von den Mikronährstoffen - in Geschmack, Duft und Farbe unterscheiden. In der traditionellen Medizin spielen sie mehr als nur eine Nebenrolle, denn mit ihrem Genuss werden zahlreiche gesundheitsfördernde Wirkungen verbunden. Häufig genannt werden

- Entgiftung

- verbesserte Durchblutung

- Entwässerung

- Gewichtsreduktion und

- Krebsvorbeugung.

Der Ursprung des berühmten Drachenbrunnentees ist bis in die chinesische Tang-Dynastie von 618 bis 907 dokumentiert. Das Getränk mit dem übersetzten Namen Drachenbrunnen ist eines der berühmtesten in China und hat einen typisch starken Duft und süßen Geschmack. Aufgebrüht hat der Tee eine hellgelbe Farbe.

Yellow Mountain gehört ebenfalls zu den Spitzentees aus China. Die Blätter haben einen weißen Flaum und der aufgebrühte Tee zeigt einen Hauch von Orchidee und Kastanie.

Der Anji White Tea trägt zwar die Farbe Weiß im Namen, ist aber ein echter Grüntee. Die smaragdgrünen Blätter werden jedoch im Frühjahr von einem weißen Flaum überzogen.

Eine weitere berühmte chinesische Grünteesorte, der Xinyang Maojian, wird zu unterschiedlichen Erntezeiten gepflückt, was ebenfalls zu unterschiedlichen Sorten führt. Alle haben eine gelbgrüne Farbe in der Tasse und einen frischen Geschmack.

Der Grüntee Biluochun wurde zu Beginn der Tang-Dynastie an den Kaiser und die königlichen Familien geliefert. Er war das Lieblingsgetränk bei Hofe. Die Teepflanze zieht Mikronährstoffe aus der Erde des Berges Dong Ting, die aus abgestorbenen Blüten und Früchten stammen. Die Zubereitung ist eine Augenweide. Die von Natur aus gekräuselten Teeblätter entfalten sich beim Aufbrühen langsam und sinken auf den Boden der Tasse. Der Tee ist klar und grün.

Dank ausreichender Niederschläge mit hoher Luftfeuchtigkeit das ganze Jahr über und geringen Temperaturschwankungen erhält der hellgelbe Yunwu-Tee einen unverwechselbaren Geschmack mit starkem und anhaltendem Aroma.

Die ovale Form der Blätter des Liu'an Melon Seed Tea erinnert an Melonenkerne - daher der Name. Er ist der einzige chinesische Tee, der nur aus dem zweiten Blatt des Zweigs, ohne Teeknospe und Stiel, hergestellt wird. Er ist fast völlig frei von Bitterstoffen und hinterlässt beim Trinken eine lang anhaltende Süße im Mund.

Aufgrund des besonderen Klimas und der geografischen Lage bringt der Berg Emei eine einzigartige Teesorte hervor: den Zhuyeqing. Er ist gelbgrün, klar und stark duftend. Er besteht ausschließlich aus verarbeiteten Knospen.

Die Entstehung der Sorte "Monkey Chief Tea" liegt zwei Jahrhunderte zurück. Die dunkelgrünen Blätter bilden eine Knospe - eine einzigartige Form. Dieser Tee aus losen großen, flachen, geraden Blättern überzeugt durch ein unnachahmlich blumiges Aroma. Er duftet nach Orchideen und schmeckt frisch, süß und mild. Die Sorte wächst nur in der chinesischen Provinz Anhui und heißt in ihrem Herkunftsland Taiping Houkoi. Da dieses Blattgut traditionell mit äußerster Sorgfalt behandelt wird, zählt Monkey Chief Tea zu den berühmten zehn chinesischen Grüntees mit in aller Welt errungenen Auszeichnungen.

Der lang anhaltend süße Duyun Maojian wurde nach dem Vorsitzenden der Kommunistischen Partei Chinas, Mao Zedong - bei uns Mao Tse-tung - benannt. Die getrockneten Teeblätter haben eine gelbgrüne Farbe und einen dichten silbrigen Flaum.

Auf einer Liste der zehn wichtigsten Teesorten Japans könnten diese Vertreter einen Platz für sich beanspruchen:

Shincha heißt neuer Tee und Ichibancha heißt erster Tee, fachlich First Flush Tee, und beide stammen aus der allerersten Ernte des Jahres in Japan. Diese Auswahl ist immer eine echte Rarität, und 50 Gramm können bis zu 25 Euro kosten.

Fast immer stammt der Tee von Sträuchern, die auf offenen Feldern in voller Sonne stehen. Der japanische Name Sencha für das kräftige Produkt bedeutet „Tee aufgießen". Die Ernte erfolgt vor der regulären ersten Ernte, wobei nur die ganz jungen obersten drei Blätter oder Knospen gepflückt werden. Im Süden Japans geschieht dies bereits Ende März, in anderen Regionen meist Anfang Mai. Nach der Verarbeitung enthält das Blattgut noch fünf Prozent Feuchtigkeit. Er hat eine sehr ausgeprägte Frische und kommt deshalb ausnahmslos auf dem Luftweg nach Europa, was dem Shincha den Namen Flugtee eingebracht hat.

Die Mühe lohnt sich.

Die jungen Blätter verleihen dem Getränk mit seinem hohen Theaningehalt bei geringem Coffeingehalt eine frische, belebende Wirkung, ohne die geringste Bitterkeit und ohne jede Tendenz zur Verstopfung.

Die beliebteste Sorte ist der normale Tee aus dem Senchabusch. Sein Geschmack wird als stark pflanzlich, an Algen erinnernd beschrieben. Deshalb sollte dieser Tee mit nur etwa 70 Grad Celsius heißem Wasser aufgegossen werden.

Auch der preiswertere Bancha reift an den gleichen Senchabüschen und -bäumen und wird erst nach der eigentlichen Saison geerntet. Die längere Reifezeit verstärkt den erdigen Geschmack. Für viele ist dies die Teesorte, die sich am besten zum Essen eignet.

Was den Tee der Sorte Fukamushicha ausmacht, verrät die Übersetzung des Namens: „lange gedämpft". Da die Blätter sehr lange mit heißem Wasser durchtränkt werden, entsteht nach dem Aufbrühen ein dunkelgrüner, kräftig schmeckender Tee, der durch das Auslaugen alle Mikronährstoffe verliert, die dann vom Körper vollständig aufgenommen werden.

Die beiden Teesorten Gyokuro und Kabusecha werden in den letzten Wochen vor der Ernte einer sehr ähnlichen Behandlung unterzogen. Die Pflanzen werden mit lichtundurchlässigen Strohmatten abgedeckt. Auf diese Weise werden die in der Pflanze enthaltenen Theanine biochemisch fixiert. Das Ergebnis sind zwei kräftige Tees. Vor allem der Gyokuro erhält einen besonderen Geschmack, der an essbare Meeresalgen in Sushi erinnert.

Tencha bedeutet „gemahlener Tee". Diese Sorte kann auch normal gemahlen aufgebrüht werden, wird aber gerne für die Herstellung von fein gemahlenem Matcha-Pulver verwendet. Dazu werden die Tencha-Blätter gedämpft und getrocknet, aber nicht gewaltsam gerollt.

Der Funmatsucha kann als preiswerte Variante des Matcha bezeichnet werden. Sein Pulver wird nicht aus hochwertigem Grüntee hergestellt. Aber auch sein bitterer Geschmack wird geschätzt.

Die Sorte Kukicha ist ideal für Teetrinkerinnen und Teetrinker, die beim Aufbrühen nicht auf eine bestimmte Wassertemperatur achten wollen. Denn als Blattmaterial werden nur die Stängel und Zweige der Teepflanze verwendet. Erstaunlicherweise ist das Ergebnis süßer und nussiger als andere Sorten. Auch der niedrige Coffeingehalt des Kukicha verleiht diesem Tee einen unverwechselbaren Geschmack.

Die Sorte Konacha wird aus den Resten hergestellt, die bei der strengen Auswahl der Blätter für die Herstellung der hochwertigen Sorten Sencha und Gyokuro nicht verwendet werden. Der Name bedeutet „Teepulver", ähnlich wie Matcha. Die weniger edle Herkunft wird nicht von allen als Nachteil empfunden.

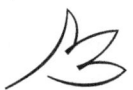

Grüner Tee kann einen großen Namen haben

Die japanischen Teebauern und Teebäuerinnen nehmen für sich in Anspruch, traditionelle Anbaumethoden mit modernen Verarbeitungsschritten verantwortungsvoll zu verbinden. Dazu gehört zum Beispiel der natürliche Dünger aus einheimischem japanischen Zuckerrohr, der reich an Aminosäuren ist. Außerdem wird durch das Ausbringen von frischer Zuckerflüssigkeit auf der gesamten Anbaufläche ein generell angereicherter, süßer Boden geschaffen. Diese bahnbrechende Düngemethode wurde im Laufe der Zeit perfektioniert und kommt heute vielen Sorten von Grünem Tee zugute.

Die wichtigsten Anbaugebiete für Grünen Tee liegen inmitten traditioneller Teeanbaugebiete mit idealen klimatischen Bedingungen hinsichtlich Luftfeuchtigkeit, Nebelhäufigkeit und Temperaturunterschieden zwischen Tag und Nacht.

Durch die hohe Sonneneinstrahlung kann die Camellia sinensis optimal gedeihen und produziert in der Regel Teeblätter mit einem höheren Gehalt an Mikronährstoffen. Sie speichern zum Beispiel messbar mehr Chlorophyll und Catechine. Für die verschiedenen Sorten der höchsten Qualitätsstufe werden nur die jüngsten und frischesten Triebe geerntet. Entsprechend aufwendig sind die nachfolgenden Verarbeitungsschritte.

Die Blätter der Grünteesorten Chumushi oder aka Futsuu-mushi werden in der Regel nur 30 bis 40 Sekunden gedämpft, andere noch kürzer. Besonders sorgfältig ausgewählte, frische, zarte Blätter bleiben eine volle Minute oder länger im Dampfkessel und damit doppelt so lange wie ähnlich zarte Blätter der Sorte Sencha.

Diese Methode verdankt die Teewelt einer wirtschaftlichen Krise der japanischen Teebranche nach dem Zweiten Weltkrieg, die auf eine überwiegend schlechte Teequalität zurückzuführen war. Ursprünglich wurde die Idee geboren, um bitteren Tee zu verbessern. Um international konkurrenzfähig zu sein, wurde diese Methode mit mehr Dampf entwickelt.

Schnell erkannte man, dass auch hervorragende Teesorten davon profitieren.

So entsteht heute der berühmte Fukamushi-Cha Grüntee, einer der begehrtesten Japans. Sein Name bedeutet auf Deutsch schlicht und einfach intensiver Dampf. Sein Geschmack wird in der Literatur als kühn, süß und reich beschrieben.

Seit seiner Einführung auf den Weltmärkten im 19. Jahrhundert galt Tee aus dem britisch verwalteten Ceylon lange Zeit als unübertroffenes Vorbild für Schwarztee höchster Qualität. Die Knospen und Blätter für den Grünen Tee aus dem heutigen Sri Lanka wurden hauptsächlich in der Region Uva angebaut.

In jüngster Zeit werden auch chinesische, indonesische, japanische und brasilianische Setzlinge für die Produktion von Ceylon-Grüntee verwendet, was den Anbau in der Region Nuwara Eliya mit ihren zerklüfteten Bergen und dem kälteren Klima ermöglicht.

Diese Ceylon-Sorten haben eine sehr helle, leuchtend gelbe Farbe und einen zarten, süßen Geschmack.

Eine Auswahl:

Die Teeblätter von Chun Mee, auf Chinesisch kostbare Augenbraue genannt, haben kleinere, gewellte, gedrehte Teeblätter wie perfekt gewölbte Augenbrauen.

Auch der milde Geschmack und der saubere Abgang passend zur liebevoll gewählten Bezeichnung.

Gunpowder-Green Tea wird in drei Unterkategorien mit verschiedenen Geschmacksrichtungen hergestellt und kann mit Milch, Aufgüssen und Mocktails kombiniert werden. Mit Gunpowder Green Tea wird der berühmte marokkanische Pfefferminztee zubereitet.

Ceylon Green Curls zeichnet sich durch ein offenes, grobes, dunkleres Teeblatt aus. Kennerinnen und Kenner sehen beim Aufbrühen eine helle Cremefarbe mit grünen Nuancen.

Sowmee-Grüntee ist an gleichmäßig und sauber geöffneten Teeblättern zu erkennen. Der aufgebrühte Tee hat eine intensive gelbgrüne Farbe.

In Sri Lanka wird auch Sencha angebaut und produziert, einer der beliebtesten Grüntees der Welt. Die Blätter werden nach der Ernte intensiv gedämpft und am Ende in dunkelgrüne, nadelförmige Bestandteile zerkleinert.

Green Tea Flowery Fannings ähneln optisch dem festen Blatt der Schwarzteesorte Broken Orange Pekoe, sind aber von grüner Farbe und bestehen aus kleinen Spitzen.

Gunpowder Green Tea wird in drei Unterkategorien mit verschiedenen Geschmacksrichtungen hergestellt und kann mit Milch, Aufgüssen und Mocktails kombiniert werden. Gunpowder-Green Tea wird für die Zubereitung des berühmten marokkanischen Pfefferminztees verwendet.

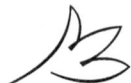

Ayurveda wirkt auch bei der Teepflanze

Die Beliebtheit des Grünen Tees in Indien beruht zunehmend auch auf wichtigen gesundheitlichen Wirkungen, die mit dem Genuss verbunden sind.

Dazu gehören die Erleichterung der Gewichtsabnahme, die Verlangsamung des Insulinanstiegs, der Schutz der Herzgesundheit und die Behandlung von Akne.

In diesem Zusammenhang wird in letzter Zeit immer häufiger von Ayurveda gesprochen. Der Name dieser traditionellen indischen Heilkunst bedeutet wörtlich übersetzt "Wissenschaft vom Leben". Sie gilt für Pflanzen und Tiere ebenso wie für den Menschen.

Das wiedererwachte Interesse an Ayurveda und anderen traditionellen Medizinsystemen hat dazu geführt, dass auch Teetrinkerinnen und Teetrinker einen ganzheitlichen Ansatz und Produkte natürlichen Ursprungs bevorzugen. Chemische Düngemittel können zwar die Erträge steigern, aber auf Kosten der Bodenfruchtbarkeit.

Die alte indische Wissenschaft Vrikshayurveda beschäftigt sich mit dem gesunden Wachstum von Pflanzen und ihrer Produktivität. Jüngste Trends fördern den ökologischen Anbau vieler Pflanzen mit gesundheitsfördernder Wirkung, wie weißer Senf und schwarzer Pfeffer, aber auch Camellia sinensis.

Ein Spitzenprodukt des indischen Grüntees ist der Jarved Green aus dem Bundesstaat Assam und der Region um die Stadt Darjeeling zwischen Nepal und Bhutan auf 2185 Metern Höhe. Das sensationelle Aroma spiegelt sich im hohen Preis wider.

Für den Darjeeling Bio Grüntee werden die gepflückten Blätter sofort erhitzt. So wird eine unerwünschte Beeinflussung durch Luftsauerstoff weitgehend vermieden.

Der Assamica Agro Grüntee wird kontrolliert nach den Grundsätzen des Vrikshayurveda angebaut und hergestellt.

Indian Chai wird in verschiedenen Geschmacksrichtungen angeboten. Eine Teemischung kombiniert Grünen Tee mit der Heilpflanze Kurkuma.

Direkt aus Westbengalen kommt der Vahdam Himalayan Green Tea.

Sein Herstellungsverfahren ist seit rund 80 Jahren unverändert.

Der Raja-Grüntee wird innerhalb von drei Tagen nach der Pflückung hergestellt und garantiert eine unschlagbare Frische.

Auch die anderen Spitzensorten der indischen Teeproduktion, Tea Monk Global Tea Kadha, First Bud Organic Green Tea und Numi Organic Green Tea, stehen für traditionelle Anbau- und Verarbeitungsmethoden.

Im Wesentlichen sind drei geschmackliche Hauptrichtungen hervorzuheben. Grüner Tee kann als kräftig-würzig über zart-blumig bis hin zu reich-fruchtig und in Kombination erlebt werden. Immer zutreffend sind die Beschreibungen frisch, duftend und reinigend. Gleichzeitig wird ein richtig zubereiteter Grüntee durch seine umfassend sensorisch wahrnehmbaren Eigenschaften eine gedankliche Verbindung zu der Region herstellen, in der er angebaut wurde.

Die typischen Variationen einer bestimmten Sorte Grünen Tees basieren in der Regel auf vier Grundelementen: Die Region und die damit verbundene Pflanzenart, die Erntezeit, die handwerklichen Verarbeitungsschritte und die Infusionsmethode.

Ähnlich wie Weinkenner gerne auf ihre bevorzugten Terroirs zurückgreifen, ist auch beim Tee der Einfluss des lokalen Anbaugebietes auf das fertige Getränk von großer Bedeutung.

Obwohl alle Teesorten von der gleichen Pflanze Camellia Sinensis abstammen, haben sich im Laufe der Jahrhunderte in den verschiedenen lokalen Kulturen sehr unterschiedliche Nuancen herausgebildet. Aufgrund dieser Entwicklungen sind die beiden entscheidenden Elemente Region und Sorte eines Tees eng miteinander verbunden.

Alle Regionen zeichnen sich durch milde Temperaturen und häufige Niederschläge aus. Camellia sinensis ist eine fleißige Pflanze. Unter günstigen Bedingungen bildet sie viermal im Jahr neue Blätter, vom zeitigen Frühjahr bis zum Spätherbst, gefolgt von einer wohlverdienten Ruhepause.

Überall haben Teebäuerinnen und Teebauern in den vergangenen Generationen immer wieder mit ihren lokalen Teesorten experimentiert, um die für die eigene Pflanze und die klimatischen Bedingungen am besten geeignete Produktionsmethode zu finden.

Als vorbildlich gilt die in Japan gepflegte Chagusaba-Methode zur Optimierung der Bodenoberfläche für die Pflanze Camellia sinensis. Sie zeichnet sich durch eine großzügige Grasfläche um die Teeplantage herum aus. Das abgeerntete Gras wird als Mulch auf den Boden aufgebracht. Nährstoffe aus der Mulchschicht gelangen in den Boden. Das Gras verrottet und die dabei entstehende Kieselsäure reichert den Boden nachhaltig weiter an. Die Teebäuerinnen und -bauern bringen auch Reiskleie, Rapsschrot und andere Spreu in den Boden ein.

Auf diese Weise werden die notwendigen Aminosäuren zugeführt.

Die Erfahrung zeigt, dass die Nährstoffe aus dem Mulch den Geschmack des Tees stark beeinflussen.

Außerdem halten die Pflanzenreste die Feuchtigkeit im Boden und hemmen das Unkrautwachstum. Außerdem verhindert er, dass Erde und Dünger, sofern sie verwendet werden, weggeschwemmt werden. Gleichzeitig schützt die Mulchschicht die Wurzeln der Teepflanze vor Verbrennungen durch den Dünger. Während andere, größere Pflanzen am Wachstum gehindert werden, siedeln sich in diesen Grasflächen erwünschte Wiesenpflanzen wie das japanische Silbergras sowie bis zu sieben Wildkräuter an, die erst im Herbst geerntet werden.

So kann es in einzelnen Regionen ein halbes Dutzend Teeanbaugebiete in unmittelbarer Nachbarschaft geben, deren Tees sich geschmacklich unterscheiden.

Die Vereinten Nationen haben die Chagusaba-Methode zur Veredelung der Teepflanze Camellia sinensis zum landwirtschaftlichen Weltkulturerbe erklärt. Die Grasflächen liefern gleichzeitig Futter für Rinder und andere Haustiere.

Ausdauer und Erfahrung haben in verschiedenen Teeanbaugebieten berühmte Teesorten hervorgebracht. Wurden jedoch Setzlinge der gleichen Sorte in eine andere Region mit wiederum speziellem Klima verpflanzt, war ihr Gedeihen nicht garantiert. Auch die Verarbeitung von Blattgut aus einer Region in einer Nachbarregion war nicht immer durch Qualität, Menge und Absatz gerechtfertigt.

Grundsätzlich kann man sagen, dass jede heute bekannte Teesorte von einer ursprünglichen Pflanzensorte abstammt. In einigen Regionen Chinas ist die Geschichte des lokalen Teeanbaus gut dokumentiert, so dass die Teebauern und Teebäuerinnen darauf verweisen können, dass sie seit über hundert Jahren eine bestimmte Sorte produzieren.

Die Sträucher und Bäume für die hochwertigsten Produkte werden in der Regel in großen Höhen angebaut. Es sind Orte, an denen nebliges Wetter oder wolkenverhangener Himmel zu Hause sind. Das traditionelle Wetter folgt einem für den Standort typischen Jahresverlauf. Alle Merkmale zusammen, die Höhenlage und die damit verbundenen klimatischen Besonderheiten, spiegeln sich in zarten Blättern mit einem besonderen Geschmack wider. Auch die Qualität des Bodens spiegelt sich in Geschmack und Aroma des späteren Tees wider.

Die Vermarktung erfordert, dass bestimmte Gemeinsamkeiten in Variationen unter einem Markennamen angeboten werden können, obwohl sie aus verschiedenen Teesorten hergestellt werden.

Nach dem Welken der Blätter, dem Stoppen der Enzymaktivität durch Hitze, dem Rollen und Trocknen ruht der Tee bei sorgfältiger Behandlung mehrere Wochen. Nach und nach verflüchtigt sich der Brandgeruch, den das Erhitzen hinterlassen hat. Erst dann ist das Naturprodukt Grüner Tee ausgereift.

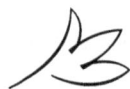

Frühlingstee oder Herbsttee?

Wie im Weinbau hat auch beim Grünen Tee die Erntezeit einen großen Einfluss auf das Endprodukt.

Die beste Erntezeit für Grünen Tee ist das Frühjahr. Es ist die Zeit, in der die Natur ihre leuchtenden Farben und wohlriechenden Düfte zurückgewinnt. Tag und Nacht sind gleich lang und mit jedem Sonnenaufgang wird es länger am Tag und kürzer in der Nacht. Die Kälte des Winters weicht, ohne dass die Hitze des Sommers schon vorherrscht. So ist der Frühling auf vielfältige Weise im Jahresverlauf die Zeit des Neubeginns, in der Natur symbolisiert durch das Blühen der Blumen, das Erwachen der Tiere aus dem Winterschlaf, den Zug der Vögel in wärmere Gefilde und die Zeit der Fortpflanzung.

Im Grunde ist der Frühling die Wiedergeburt der Natur. Da er Licht bringt, feiern viele Religionen den spirituellen Frühling mit einer Erneuerung des Glaubens. Die Christen feiern beispielsweise das Osterfest, während die Bahai den Frühling als eine Zeit der Erfrischung und tiefen Freude betrachten.

In dieser Jahreszeit haben die Blätter der Camellia sinensis mehr Eigenenergie und geschmacksgebende Inhaltsstoffe. Deshalb ist der im Frühjahr geerntete Grüntee der geschmackvollste, zarteste und süßeste.

Jedoch die wichtigste Erntezeit für Grünen Tee ist dann der Herbst. Diese Ernte ist noch aromatischer als die im Frühjahr geernteten Tees und weniger süß.

Im Sommer wird der Teepflanze oft Respekt gezollt. Sie darf ruhen. Eine Ernte in der heißesten Zeit des Jahres, aus welchen Gründen auch immer, führt eher zu negativen Ergebnissen. Der Tee ist dann bitterer und hat weniger den typischen Geschmack. Die traditionelle chinesische Medizin schreibt diesem Tee adstringierende, wörtlich zusammenziehende Eigenschaften zu. Dies kann sowohl Blutstillung als auch Verstopfung bedeuten.

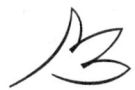

Aufbrühen für Anfänger
und Anfängerinnen

Die Silbe Auf- im Wort Aufbrühen lässt vor allem ein Bild vor unserem inneren Auge entstehen: Teeblätter in eine Tasse geben und mit heißem Wasser übergießen.

Doch so einfach ist es nicht.

Es gibt viele gute Möglichkeiten, ein Teegetränk zuzubereiten.

Expertinnen und Experten behaupten sogar zu wissen, welche Art der Teezubereitung zu welcher Teesorte und zu welcher Vorbehandlung am besten passt. Die wenigsten werden es so genau nehmen. Jede Teetrinkerin und jeder Teetrinker sammelt mit der Zeit eigene Eindrücke, wie der beste Geschmack erzielt werden kann. Einige Erkenntnisse sind jedoch hilfreich.

In der chinesischen Mythologie war das Wasser die Mutter und das Geschirr der Vater des Tees. Der Teemeister Lu Yu reiste während der Tang-Dynastie im achten Jahrhundert n. Chr. auf der Suche nach dem besten Wasser für die Zubereitung von Tee weit umher. Nicht überraschend war frisches, fließendes Quellwasser sein Favorit. Sauberes Flusswasser war eine gute Option. Stehendes Wasser, auch aus sauberen Brunnen, wurde gemieden.

Reines Wasser kann frisch und süß schmecken. Eine herbe, metallische Note mahnt zur Vorsicht.

Tipp: Wird heller Tee nach fünf bis zehn Minuten dunkel oder trüb, ist das ein schlechtes Zeichen für hartes Wasser. Alternativen: Wasserfilter oder abgefülltes Quellwasser.

Für die Zubereitung aller Grünteesorten wird eine Wassertemperatur von 82 bis 85 Grad Celsius empfohlen.

Auch Teegeschirr aus Glas wird von den Expertinnen und Experten bevorzugt. Zitat: „In einem Glas kann man die schönen Teeblätter im Wasser tanzen sehen."

Auch weißes Porzellan ist eine gute Wahl. Die glatte Oberfläche beeinträchtigt den Teeduft nicht und die Farbe des Getränks ist auf dem weißen Hintergrund gut zu erkennen.

Tongefäße funktionieren natürlich auch, sind aber nicht zu empfehlen. Die poröse Oberfläche nimmt einen Teil des schönen Dufts auf, und vor dem braunen Hintergrund verliert der Tee sein eigenes Aussehen.

Für die Zubereitung haben sich drei Varianten durchgesetzt. Bei immer gleichen Angaben für Teemenge, Wassermenge und Ziehzeit ergeben sich erstaunlich große Unterschiede.

Teemenge: ein halber Esslöffel, etwa zwei Gramm.

Wassermenge: 150 bis 210 Milliliter.

Temperatur: 82 bis 85 Grad Celsius.

Ziehzeit: zwei Minuten.

Der Tee kann ohne Abseihen getrunken werden. Einzelne Teeblätter von guter Qualität können bedenkenlos verzehrt werden.

Aufbrühvariante 1: Teeblatt unten.

Expertentipp: Für Heißluft-Tees.

Das Wasser wird über die Teeblätter gegossen. Vorsichtiges Schwenken der nicht ganz gefüllten Tasse löst das Aroma und die Inhaltsstoffe.

Die Tasse nicht ganz austrinken. Einen Rest in die nächste Tasse geben. Dies ist zweimal bis dreimal möglich.

Aufbrühvariante 2: Teeblatt obenauf.

Experten-Tipp: Für zarte, junge Blätter und Knospen aus der Frühjahrsernte.

Die leere Tasse nach Belieben mit Wasser auffüllen. Zum Schluss die Teeblätter dazugeben. Wahrscheinlich muss man kräftiger umrühren, damit sich Aroma und Duft entfalten. Das ist die schonendste Methode. Nach zwei bis drei Minuten stehen die Blätter aufrecht wie eine Ballerina.

Die Tasse nicht ganz austrinken. Einen Rest mit der nächsten Tasse auffüllen. Dies ist zweimal bis dreimal möglich.

Aufbrühvariante 3: Teeblatt in der Mitte der Tasse.

Expertentipp: Für in der Pfanne gerösteten Tee.

Ein Mittelweg zwischen Methode 1 und 2.

Etwas Wasser in die leere Tasse geben.

Jetzt die Teeblätter dazugeben. Die Tasse zehn Sekunden schütteln. Aroma und Duft werden freigesetzt.

Dann die Tasse weiter füllen.

Die Tasse nicht ganz austrinken. Einen Rest in die nächste Tasse geben. Dies ist zweimal bis dreimal möglich.

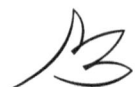

Jede Tageszeit ist besser
als morgens vor dem Frühstück

Zweifellos ist der Genuss von Grünem Tee eine gute Entscheidung. Gibt es Hinweise darauf, dass Sie mit der Therapie in der Tasse gleich den Tag einleiten sollten? Das wäre eher keine gute Idee.

Zunächst etwas Grundsätzliches. Der Spiegel des Stresshormons Cortisol im Blut ist in der Regel zwischen acht und neun Uhr früh naturgemäß erhöht. Jedes koffeinhaltige Getränk und damit auch Grüner Tee unter solchen Umständen wäre ein Hauch zu viel. Der Organismus gewöhnt sich an Koffein wie an eine Droge. Nach Übertreibungen lässt die gewünschte Wirkung nach, und das ist sicherlich nicht gewünscht. Der Cortisolspiegel sinkt bereits ab 9:30 Uhr, deshalb ist eine Tasse in den danach folgenden zwei Stunden durchaus sinnvoll.

Kurz vor dem Mittagessen kann Grüner Tee den Stoffwechsel bereits anregen und zur Steigerung der verfügbaren Energie beitragen.

Zwischen 12 Uhr und 13 Uhr steigt der Cortisolspiegel wieder an. Es empfiehlt sich, nach dem Essen bis etwa 13:30 mit der ersten Tasse des Nachmittagstees Grüner Tee zu warten. Diese günstige Phase erstreckt sich bis 17 Uhr.

Zwischen 17:30 und 18:30 Uhr produziert der Körper erneut höhere Mengen an Cortisol. Es macht Sinn, in dieser Zeit auf den Genuss von Tee oder Kaffee generell zu verzichten.

Koffein im Grünen Tee ist ein Stimulans und kann das Einschlafen stören oder Schlaf unterbrechen. Das bedeutet: Ab ein bis zwei Stunden vor dem Zubettgehen keinen Grünen Tee mehr.

Auf den Punkt gebracht: Ein oder zwei Stunden vor dem Mittagessen und ebenso ein zwei Stunden danach sind die besten Zeiten für diesen Genuss.

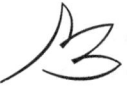

Grüntee-Extrakt ersetzt
bis zu fünf Tassen Tee

Grüner Tee sollte aufgrund seiner traditionellen und vielfältigen gesundheitlichen Wirkungen eigentlich auch von den Wettbewerbern im Gesundheitswesen "über den grünen Klee" gelobt werden.

um ein altes Sprichwort zu zitieren. Dies ist jedoch keineswegs der Fall, wie zahlreiche unfreundliche Kommentare beweisen.

In einem Punkt müssen aber auch die hartnäckigsten Verweigerer der Pflanzenheilkunde nachgeben.

Die Wirkungen der Inhaltsstoffe des Grünen Tees, ob aus Blättern aufgebrüht oder aus Matcha-Pulver, auf den menschlichen Organismus sind sicher.

Dies gilt umgekehrt nicht uneingeschränkt für eine spezielle Darreichungsform, den konzentrierten Grüntee-Extrakt. Dieses Produkt ist nicht für die Zubereitung von Tee bestimmt. Es enthält in einer einzigen Kapsel eine Wirkstoffmenge, die mit der einer durchschnittlichen Tasse Grüntee vergleichbar ist.

Aufgrund dieser Intensität werden dem Extrakt zahlreiche positive Wirkungen zugeschrieben.

Dank seines hohen Gehalts an Antioxidantien trägt Grüntee-Extrakt zur Verbesserung der Gesundheit bei.

Studien haben gezeigt, dass der Extrakt die Gewichtsabnahme, die Regulierung des Blutzuckerspiegels, die Vorbeugung von Krankheiten und die Erholung nach dem Training unterstützen kann.

Im Einzelnen kann Grüntee-Extrakt dazu beitragen, die Leber und die Haut gesund zu erhalten, die Blutfettwerte zu senken, den Blutdruck zu regulieren und die Gesundheit des Gehirns zu verbessern.

Ein Extrakt kann in Kapseln, flüssig oder in Pulverform eingenommen werden. Grüner Tee-Extrakt ist als Flüssigextrakt, in Feuchtigkeitscremes, als Pulver und in Kapseln erhältlich. Der Flüssigextrakt kann mit Wasser verdünnt werden, das Pulver kann einem Smoothie beigemischt werden. Häufig wird die Einnahme zusammen mit einer Mahlzeit empfohlen.

Die empfohlene Tagesdosis für den Extrakt liegt zwischen 250 und 500 Milligramm. Das entspricht dem Gehalt von bis zu fünf Tassen Tee.

Größere Mengen können toxisch wirken. In der wissenschaftlichen Literatur wird darauf hingewiesen, dass Diabetiker oder Personen, die bestimmte Medikamente einnehmen, vor dem Verzehr von Grüntee-Extrakt in jeglicher Form einen Arzt konsultieren sollten.

Für den Verzehr von konzentrierten Grüntee-Extrakten hat die Europäische Union ab dem 1. Januar 2023 eine Einschränkung beschlossen.

Ein EU-Gesetz legt eine Obergrenze von 800 Milligramm pro Tag fest.

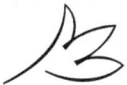

Grüner Tee gegen Sauerstoff-Radikale

Grüner Tee ist eine ausgezeichnete Quelle für Antioxidantien. Diese gibt es in zwei großen Gruppen.

Viele Vertreter dieser hochwirksamen sekundären Pflanzenstoffe in der Volksmedizin können über die Nahrung aufgenommen werden. Carotinoide in Tomaten, Luteine im Kohl, Flavonoide im Kakao, Anthocyane in Heidelbeeren, das gelbliche Quercetin im Apfel, benannt nach dem lateinischen Wort quercus für Eiche, und Catechine im Grünen Tee. Denn Pflanzen erfahren wie wir oxidativen Stress durch Sauerstoffmoleküle und wehren sich dagegen.

Andere Antioxidantien produziert der Körper selbst. Zum Beispiel Alpha-Liponsäure und Glutathion. Sie sind für unser Immunsystem unentbehrlich, um Krankheiten vorzubeugen oder sie abzuwehren.

Nach der Theorie von Dr. Denham Harman, Biogerontologe an der Universität Berkeley, Kalifornien, aus dem Jahr 1956, ist entfesselter Sauerstoff einer unserer gefährlichsten Krankheitserreger.

Oxidativem Stress können wir immer weniger ausweichen.

Die Sauerstoffmoleküle in unseren Zellen befinden sich die meiste Zeit und im Idealfall in einem elektronischen Gleichgewicht. Sobald sie ein Elektron verlieren, versuchen sie, Elektronen von anderen Molekülen zu stehlen. Dadurch verändert sich die Struktur des geschädigten Moleküls irreversibel ... und es wird selbst versuchen, ein Elektron zu stehlen. Die Folge ist eine ständige Vermehrung der freien Sauerstoffradikale in unserem Körper. Die Wissenschaft nennt diesen Zustand oxidativen Stress.

Betroffene Zellen werden in ihrem Erbgut geschädigt. Ihre Genmutationen breiten sich bei der Zellteilung immer weiter aus.

Eine Kettenreaktion.

Bedrohungen zwingen das Immunsystem zu einer Dauerentzündung, um Bakterien, Viren und Pilze zu vernichten.

Sobald den Immunzellen eine Infektion durch einen Krankheitserreger droht, setzen sie aggressive Sauerstoffmoleküle frei, um den Angreifer zu vernichten.

Mit einer gewissen Menge an freien Radikalen kann der Körper selbst fertig werden. Der moderne Lebensstil verstärkt diesen oxidativen Stress jedoch in einem Ausmaß, das ohne Hilfe nicht mehr zu bewältigen ist. Immer häufiger entstehen diese Stresssituationen in unserem Organismus nicht durch lebende Krankheitserreger, sondern durch chemische Substanzen, durch Stress, durch Strahlung. Das körpereigene antioxidative Schutzsystem ist dagegen machtlos.

Freie Sauerstoffradikale sind an Zellschädigungen beteiligt und zwingen das Immunsystem in der Regel zu Entzündungsreaktionen. Auf diese Weise verstärkt entzündlicher Stress die Gefahrensituation des antioxidativen Stresses zusätzlich.

Die Polyphenole des Grünen Tees wirken nach dem Verzehr auch im menschlichen Körper für den gleichen Zweck, für den sie in der Natur gebildet werden. Sie enthalten reaktive Kohlenwasserstoffmoleküle. Wenn sie auf ein freies Radikal treffen, sind sie in der Lage, das aggressive Radikal zu neutralisieren. Sie verhindern, dass benachbarte Zellbestandteile oxidiert werden.

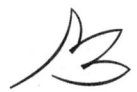

Grüner Tee
gegen chronische Entzündungen

Seit Jahrhunderten ist bekannt, dass der regelmäßige Genuss von grünem Tee sehr wichtige entzündungshemmende Wirkungen hat. Die moderne Anti-Aging-Medizin konnte die Wirkungsweise aufklären. Der wichtigste Mechanismus ist die Rolle des Grünen Tees als Antioxidans.

Die stärkste entzündungshemmende Wirkung geht vom Hauptbestandteil des Grünen Tees, dem Epigallocatechingallat, EGCG, aus. Dieser Pflanzenstoff aus der Gruppe der Catechine enthält den natürlichen Gerbstoff Tannin, der ähnlich auch im Kakao für den Geschmack verantwortlich ist. EGCG-Moleküle sind vermutlich 25 bis 100 Mal stärkere Antioxidantien als die Vitamine C und E.

Das im Grünen Tee enthaltene Epigallocatechingallat besitzt gleich mehrere pharmakologische Potenziale. Zum einen wirkt es antioxidativ, indem es vor Luftsauerstoff schützt. Während Sauerstoffradikale abgefangen und neutralisiert werden, werden auch wichtige Reaktionen des Immunsystems mitreguliert.

Eine natürliche Waffe der Krankheitsabwehr ist die akute Entzündung gegen Krankheitserreger bei Infektionen und andere schädliche Substanzen. Dazu setzt das Immunsystem verschiedene Zellen und Moleküle ein. Zu den wichtigsten gehören die Zytokine. Sie sind winzige Blutzellen, die Sauerstoff transportieren und Informationen weiterleiten. Verschiedene Zytokine senden Signale aus, die eine Entzündung auslösen, aufrechterhalten oder beenden.

Die entzündungshemmende Wirkung des Grünen Tees beruht vor allem auf der Beeinflussung der Zytokine. Ihre Bereitschaft, Entzündungen auszulösen oder fortzusetzen, wird gebremst.

So helfen die Catechine dem Immunsystem, diese Botenstoffe in der richtigen Dosierung einzusetzen. Bei einer Übertreibung wird die Reaktion, mit der sich die Immunzellen untereinander informieren und anstacheln, abgeschwächt.

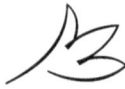

Grüner Tee bewahrt die gesunden Eigenschaften einer Zelle

Unsere Gene enthalten die grundlegenden Informationen unserer Erbanlagen. Sie sind entscheidend für die Entwicklung unserer Eigenschaften.

Zellen verschiedener Arten können in unmittelbarer Nachbarschaft existieren und fremde Erbinformationen in ihre Nukleinsäuren aufnehmen. Eine lebende Zelle muss daher in der Lage sein, unerwünschte Erbinformationen zu erkennen und zu eliminieren. Dabei spielen Enzyme eine Rolle. Sie verändern Grundbausteine der Erbsubstanz mehr oder weniger stark. Dieser normale Vorgang wird in der Epigenetik als Methylierung bezeichnet.

Verschiedene Faktoren beeinflussen die Aktivität bestimmter Gene. Zum Beispiel werden ständig Enzyme und andere chemisch wirkende Substanzen von einem Molekül auf ein anderes übertragen. Dadurch verändert sich die Rolle der betroffenen Gene.

Sie können an- oder abgeschaltet werden. Solche Veränderungen beruhen vor allem auf unserem Verhalten, zum Beispiel auf der Wahl unserer Nahrung. Sie können gute oder schlechte Folgen für unsere Gesundheit haben.

Die häufigste derartige Anpassung heißt Methylierung. Sie kann zu stark erfolgen. Eine gefährliche Variante wird bei der Einleitung einer bösartigen Krebserkrankung beobachtet.

Die Methylierung ist unter Bedingungen reversibel, also umkehrbar, so dass für Gene wieder normale Bedingungen herrschen. Das wichtigste Werkzeug dafür liefert die Natur in Gestalt der Catechine, des Hauptbestandteils von Grünem Tee.

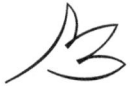

Grüner Tee mit schützenden Effekten gegen Diabetes

Tee ist weltweit ein beliebtes Getränk mit gesundheitlichen Vorteilen. Die Wissenschaft hat sich ausführlich mit den sechs durch verschiedene Herstellungsverfahren entstehenden Teevarianten befasst: naturbelassener Grüner Tee, leicht oxidierter Weißer Tee, teils oxidierter Gelber Tee, halboxidierter Oolong-Tee, vollständig oxidierter Schwarzer Tee und nachoxidierter Dunkler Tee. Alle enthalten mehr oder weniger stark bioaktive Inhaltsstoffe wie Polyphenole, Catechine, Flavonole, Theaflavine und Thearubigine. Ihre wichtigsten Effekte sind überzeugend: antioxidativ und krebshemmend mit nachgewiesenem Schutz für Leber und Herz-Kreislauf-System.

Sie sind mit einer geringeren Wahrscheinlichkeit von Fettleibigkeit verbunden und verbessern das Darmmikrobiom, also die Gesamtheit aller günstigen und ungünstigen Darmmikroben.

Grüner Tee kann dazu beitragen, zu starke Schwankungen des Blutzuckerspiegels zu mildern und die Insulinsensitivität zu erhöhen.

Interessant ist das Potenzial der Polyphenole, Diabetes vorzubeugen.

Die Zuckerkrankheit ist ein globales Gesundheitsproblem, bei dem die Lebensweise eine große Rolle spielt. Dennoch benötigen die meisten Betroffenen Medikamente, um ihre Lebensqualität zu erhalten. Eine Normalisierung des Blutzuckerspiegels ist eine Grundlage der Diabetesbehandlung.

Polyphenole rücken in den Fokus als Substanzen, die dazu beitragen können, die weltweite Zunahme von schwerem Übergewicht und Fettleibigkeit einzudämmen.

Zahlreiche Studien aus Universitäten im asiatischen Raum geben Anlass zur Hoffnung.

Eine Studie aus dem Jahr 2017 an japanischen Frauen ergab einen umgekehrten Zusammenhang zwischen Grünem Tee und Diabetes: Je mehr Tee konsumiert wurde, desto weniger Fälle von Zuckerkrankheit traten auf.

2008 wurde in Singapur festgestellt, dass der regelmäßige Konsum von mehr als einer Tasse Schwarztee täglich das Risiko an Diabetes zu erkranken um 14 Prozent senkt.

Eine Studie aus dem Jahr 2006 zeigte bei japanischen Erwachsenen, dass der regelmäßige Konsum von grünem Tee mit einem geringeren Risiko für Diabetes assoziiert ist, während dies bei schwarzem oder Oolong-Tee nicht der Fall war.

Eine vietnamesische Untersuchung aus dem Jahr 2018 ergab, dass regelmäßiger Teekonsum mit einer verringerten Wahrscheinlichkeit, an Diabetes zu erkranken, einhergeht.

Eine ähnliche Studie aus dem Mittelmeerraum, genauer gesagt aus Zypern, ergab im Jahr 2009 das gleiche Ergebnis.

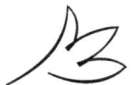

Grüner Tee kann die Produktion
von Neurotransmittern fördern

Die Bedeutung von Hunderten von chemischen Substanzen der Gattung Neurotransmitter wird oft unterschätzt. Neurotransmitter sind Botenstoffe, die Anleitungen von einer Zelle zur anderen übermitteln. Sie erfüllen die wichtigsten Aufgaben im gesamten Nervensystem

und haben auch eine Wirkung auf die Gesundheit des Gehirns. Neurotransmitter beeinflussen Gefühle, Gedanken, Erinnerungen, Lernen, Bewegungen und unsere Reaktionen auf Stress. Störungen dieser Zusammenarbeit können sowohl spezielle Erkrankungen des Nervensystems als auch den Verlust kognitiver Fähigkeiten verursachen.

Grüner Tee enthält spezielle Aminosäuren, die als Neurotransmitter fungieren. Sie stabilisieren wichtige neurologische Prozesse durch ihre bioaktiven Verbindungen.

Es gibt viele wissenschaftliche Aussagen über die Wirkung von Grüntee, die in Bezug auf die Mittelmeerkost oder die sogenannte MIND-Diät mit grünem Blattgemüse, Nüssen, Beeren, Bohnen, Olivenöl und Vollkornprodukten ermittelt wurden. Blaubeeren, Erdbeeren und andere Beeren enthalten viele Antioxidantien und Flavanoiden. Polyphenole und Lignane können das Risiko von frühzeitigem kognitivem Verlust reduzieren.

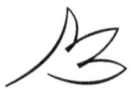

Grüner Tee und das
Metabolische Syndrom

Es gibt keine vollständige Einigung über die genaue Definition des Metabolischen Syndroms, das auch als „Tödliches Quartett" oder „Syndrom X" bezeichnet wird. Bis 1988 glaubte die medizinische Wissenschaft, dass zu viel Cholesterin im Blut die Hauptursache von Herzerkrankungen ist. Bei der Jahrestagung der American Diabetes Association wies Professor Gerald M. Reaven von der Stanford University School of Medicine auf eine Konstellation von vier schweren Risikofaktoren hin.

Diese umfassen diverse klinische Symptome, Bluthochdruck, entgleiste Blutfettwerte, Hyperglykämie und Fettleibigkeit.

Dr. Reaven korrigierte damit eine frühere Fehleinschätzung. Die Ursache für das Metabolische Syndrom ist häufig nicht ein Insulindefizit, sondern eine zu geringe Wirkung dieses Hormons aus der Bauchspeicheldrüse bei der Verarbeitung von Zuckermolekülen im Blut.

Es wird geschätzt, dass bis zu 40 Prozent der Weltbevölkerung mit drei von vier Risikofaktoren des Metabolischen Syndroms leben.

Heutzutage gilt der sogenannte oxidative Stress mit chronischen Entzündungsprozessen als einer der zugrunde liegenden Mechanismen für die Ausbreitung des Metabolischen Syndroms. Durch eine Flut von aggressiven Sauerstoffmolekülen entstehen im Körper Schäden an Zellen und ihren Funktionen. Besonders gefährdet sind die Blutgefäße.

Eine geringe Belastung durch oxidativen Stress senkt das Risiko, eine Krankheit aus dem Metabolischen Syndrom zu entwickeln.

Die Anti-Aging-Medizin kann erklären, warum pflanzliche Stoffe für uns hilfreich sein können.

Oxidation durch aggressiven Luftsauerstoff stellt auch für die Pflanzenwelt eine Bedrohung dar. Aus diesem Grund haben alle höheren Pflanzen Substanzen entwickelt, die sie selbst antioxidativ vor diesen Schäden schützen.

Der menschliche Körper kann nach dem Verzehr solcher Mikronährstoffe ebenfalls davon profitieren.

Der gesunde Organismus kann durch die Versorgung mit bestimmten Nährstoffen oder durch die Produktion von Substanzen wie Enzymen versuchen, den oxidativen Stress niedrig zu halten. Wichtige verzehrbare Stoffe sind die Vitamine E, A und C sowie Flavanoide, Carotinoide, Glutathion, Polyphenole, Theaflavin und Kurkumin.

Aufgrund der Häufigkeit und Gefährlichkeit des metabolischen Syndroms wurden bereits die Eigenschaften verschiedener populärer und weniger bekannter Kräuter getestet. Dazu gehören die Weinrebe, Knoblauch, Zimt, Rosmarin, Safran, Pfeffer, Paprika, Aloe Vera, Berberis vulgaris, Persea americana, Silybum marianum, Garcinia mangostana und das Flavonoid Rutin.

Grüner Tee wurde bereits in der Antike als therapeutische Substanz betrachtet. Deshalb gibt es eine Vielzahl von Daten über die medizinischen Eigenschaften von Catechinen, insbesondere von denen im Grünen Tee. Vorteile durch den Konsum von Grünem Tee wurden bei Fettleibigkeit, Diabetes, Herz-Kreislauf-Erkrankungen, Fettstoffwechselstörung, hohem Blutzucker, Krebs und neurodegenerativen Störungen nachgewiesen. Die meisten dieser positiven Effekte werden durch antioxidative und antimikrobielle Eigenschaften eingeleitet.

Erst in den letzten zehn Jahren wurde in der Anti-Aging-Medizin durch Studien belegt, dass Grüner Tee vor allem durch seine antioxidativ wirkenden Substanzen ein überzeugendes Naturheilmittel gegen das Metabolische Syndrom ist. Insbesondere die Catechine der Teepflanze Camellia sinensis können die schädlichen Auswirkungen des „tödlichen Quartetts" verbessern oder sogar verhindern.

Das lässt sich wissenschaftlich belegen, wenn zum Beispiel nach dem Genuss von grünem Tee am Ende einer Studie mehr antioxidative Substanzen im Blut gemessen werden als bei Personen, die dieses Getränk nicht konsumiert haben.

An der University of Nevada in Las Vegas gelang der Ernährungsforscherin und mehrfachen Preisträgerin der American Society for Nutrition und des American College of Nutrition Arpita Basu 2010 ein überzeugender Beweis.

70 Personen mit Adipositas und Metabolischem Syndrom erhielten acht Wochen lang täglich vier Tassen Grüntee oder zwei Kapseln Grünteeextrakt mit vier Tassen heißem Wasser oder zur Kontrolle nur vier Tassen heißes Wasser.

nur vier Tassen heißes Wasser. In beiden Gruppen stiegen die antioxidativen Substanzen um 50 bis 100 Prozent an. Der Eisengehalt im Blut nahm ab.

Aus diesen Ergebnissen konnte abgeleitet werden, dass Grüner Tee einen antioxidativen Schutz gegen das Metabolische Syndrom bietet. Dies wurde 2012 durch die Auswertung von Fragebögen mit Daten von 15.568 koreanischen Erwachsenen zwischen 19 und 65 Jahren bestätigt: Diejenigen, die regelmäßig Grünen Tee tranken, hatten eine höhere Wahrscheinlichkeit, nicht am Metabolischen Syndrom zu erkranken.

Der Begriff kardiovaskulär-nieren-metabolisches Syndrom, wissenschaftlich abgekürzt CKM, taucht erst seit kurzem auf. Dabei handelt es sich um Nierenversagen als Spätfolge von Diabetes oder Bluthochdruck. Die Betroffenen konnten sich nicht vorstellen, dass das leichtfertige Weglassen ihrer Medikamente letztlich das Nierengewebe zerstören kann.

Auch diese Stoffwechselkrankheit profitiert von einer medizinischen Ernährungstherapie, bei der Grüner Tee eine Rolle spielen kann.

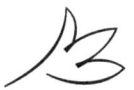

Grüner Tee und starkes Übergewicht

Erstmals leben weltweit mehr als eine Milliarde Kinder, Jugendliche und Erwachsene mit Übergewicht. Diese schockierende Zahl veröffentlichte das renommierte Wissenschaftsmagazin „The Lancet" am 4. März 2024. Die Raten von schwerem Übergewicht oder Adipositas bei Kindern und Jugendlichen haben sich zwischen 1990 und 2022 vervierfacht. Bei erwachsenen Männern haben sie sich fast verdreifacht und bei Frauen mehr als verdoppelt.

Adipositas stellt ebenso wie das Metabolische Syndrom eine wachsende Herausforderung für das Gesundheitswesen dar. Starkes Übergewicht erhöht langfristig die Wahrscheinlichkeit, an Diabetes, Herz-Kreislauf-Erkrankungen, verschiedenen Krebsarten wie Brustkrebs, Darmkrebs und Prostatakrebs, Lungenleiden und Gelenkerkrankungen sowie den genannten schweren, chronischen Stoffwechselstörungen zu erkranken.

In Studien mit fettleibigen Menschen ist es schwierig, die wirksamste Dosis an Catechinen zu ermitteln. Das Ausmaß der Fettleibigkeit, die Nahrungsaufnahme, die Intensität der körperlichen Aktivität, die genetischen Voraussetzungen und nicht zuletzt die Befolgung der Testanweisungen durch die Versuchspersonen können zu Ergebnissen führen, die nicht miteinander verglichen werden sollten.

Umso aussagekräftiger sind streng kontrollierte Experimente mit Mäusen, die mit fettreicher Nahrung gefüttert werden. An der Pennsylvania State University, Pennsylvania, USA, wurden 2013 verschiedene Wirkungen parallel getestet: Grüntee-Extrakt allein, Lauftraining allein und beide Maßnahmen zusammen.

Am besten schnitt die Kombination ab: Nach 16 Wochen mit Grüntee-Extrakt im Trinkwasser und Lauftraining war die Fettmasse um die inneren Organe, das so genannte viszerale Fett, um 36,6 Prozent reduziert. Das Körpergewicht sank um 27,1 Prozent. Gleichzeitig sanken die Blutzuckerwerte um 17 Prozent, die Insulinausschüttung aus der Bauchspeicheldrüse und die Insulinresistenz um 65 Prozent.

Diese Ergebnisse und weitere Daten aus Laborstudien zeigen, dass Grüner Tee eine wichtige Rolle bei der Verbesserung des Fettstoffwechsels spielt. Die Nahrungsaufnahme wird verringert. Die Umwandlung von Kohlenhydraten in Speicherfett wird verlangsamt. Die Bildung neuer Fettzellen wird unterdrückt.

Der Stoffwechsel produziert mehr Wärme und verbraucht mehr Energie.

Diese vielfältigen Effekte lassen sich am ehesten auf die Veränderung von Genen zurückführen, die den Stoffwechsel und die Fettverarbeitung steuern.

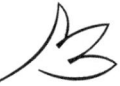

Grüner Tee und Lebergesundheit

Die Leber fasziniert durch eine einzigartige Fähigkeit. Nach einer Schädigung kann sie sich selbst regenerieren. Die größten Gefahren gehen von Alkohol, Fettablagerungen und Viren aus. Letztlich muss man akzeptieren, dass auch dieses erstaunliche Organ nicht unbesiegbar ist.

Die bisher als nichtalkoholische Fettlebererkrankung, NAFLD, bezeichnete Krankheit ist weltweit die häufigste Lebererkrankung. Tendenz: alarmierend steigend. Im Jahr 2005 waren 25,5 Prozent aller Erwachsenen betroffen, 2022 bereits 37,8 Prozent.

2023 wurde die Krankheit umbenannt. Kritisiert wurde das Wort Alkohol im Namen und die gleichzeitige Behauptung, es spiele keine Rolle. Es gibt Menschen mit dieser Krankheit, die schlank sind, gesund aussehen und nicht trinken, und andere, die gleichzeitig übergewichtig sind, Diabetes haben und trinken.

Aus NAFLD wurde MASH, was für Metabolic dysfunction-associated steatohepatitis steht. Übersetzt heißt das „Metabolisch dysfunktions-assoziierte Steatohepatitis".

Typisch ist, dass sich zu viel Fett in der Leber ablagert. Dadurch verlieren die Leberzellen nach und nach die Fähigkeit, ihre Aufgaben im größten Chemielabor des menschlichen Körpers zu erfüllen.

Studien belegen: Der Genuss von grünem Tee kann vorbeugen. Die wichtigste Rolle spielen dabei seine Antioxidantien. Sie hemmen oxidativen Stress und Entzündungen in der Leber. Dadurch verlieren die Leberzellen nach und nach ihre Funktion als größtes Chemielabor des menschlichen Körpers.

Studien belegen: Der Genuss von grünem Tee kann vorbeugen. Die wichtigste Rolle spielen dabei seine Antioxidantien. Sie hemmen oxidativen Stress und Entzündungen in der Leber und schützen deren Zellen vor Schäden.

Da auch die Leberschädigung durch Alkohol weltweit zunimmt, vor allem bei jungen Erwachsenen, sind diese Fähigkeiten wertvoller denn je.

Darüber hinaus unterstützen die Catechine des Grünen Tees die Enzyme in der Leber, die für ihre Entgiftungsfunktion zuständig sind. Giftstoffe werden besser ausgeschieden.

Die Catechine des Grünen Tees haben auch eine antivirale Wirkung. Viren der Stämme Hepatitis B und Hepatitis C sind die Hauptverursacher von Leberproblemen.

Während Antioxidantien den oxidativen Stress in der Leber bekämpfen, reduzieren sie einen der Faktoren, die zur Entstehung von Leberkrebs beitragen.

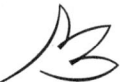

Grüner Tee für Darm und Verdauung

Grüner Tee kann die so genannte Darmflora, das Darmmikrobiom, auf vielfältige Weise beeinflussen. Im Verdauungstrakt leben mehr als 1013 Stämme verschiedenster Bakterien, Viren und Pilze, insgesamt schätzungsweise mehr als 200 Milliarden Mikroorganismen. Obwohl sie jeweils nur aus einer einzigen Zelle bestehen und nur wenige Sekunden leben, verfügen sie wie der menschliche Organismus über Ernährung, Stoffwechsel und Ausscheidung.

Das ist wichtig, denn die Gesamtheit aller Darmmikroben steht in engem Zusammenhang mit der Gesundheit des Wirtsorganismus, also mit unserer eigenen.

Milliarden von Mikroben fermentieren ihre Nahrung, zum Beispiel mit Hilfe von Milchsäure. Ihre Wirkung auf unsere Gesundheit ist überwiegend positiv. Die anderen verwerten die Nahrung wie wir mit Sauerstoff. Dabei entstehen freie Sauerstoffradikale. Diese Bakterien tragen zum kritisch bewerteten oxidativen Stress bei.

Im Darm findet eine ständige Auseinandersetzung der schützenden Darmwand mit lebenden und nicht lebenden Krankheitserregern statt. Deshalb ist das Immunsystem mit bis zu vier Fünfteln seiner Gedächtniszellen, Killerzellen und Phagozytenzellen in der Schleimschicht der Schleimhäute vertreten.

Dort finden ständig Reaktionen des Immunsystems statt, um die Gesundheit der Darmwand zu verteidigen und die Vermehrung von Zellen der Krankheitsabwehr zu fördern. Einige Bakteriengruppen lösen die schnelle Bildung von freien aggressiven Sauerstoffradikalen durch das Immunsystem aus. Diese entstehen sowohl in den Phagozyten als auch direkt in den von Krankheitserregern bedrohten Zellen der Darmwand.

Bei Millionen von Menschen haben sich aus diesen Prozessen chronische, nichtinfektiöse Krankheitsbilder entwickelt, vor allem Adipositas, Diabetes und Reizdarm.

Unter diesen schwierigen Bedingungen kann der Genuss von grünem Tee mit der Hoffnung auf Besserung verbunden werden. Seine Moleküle stimulieren das Wachstum und die Vermehrung bestimmter Arten von nützlichen Mikroben oder hemmen die Entwicklung schädlicher Bakterienstämme, zum Beispiel solcher, die an Entzündungsprozessen beteiligt sind.

Aufgrund seiner antioxidativen und entzündungshemmenden Wirkung spielt grüner Tee nachweislich eine wichtige Rolle bei der Vorbeugung und Behandlung von Fettleibigkeit, Diabetes, Krebs, und Erkrankungen der Nieren, der Leber, des Gehirns und der Knochen.

Erst in den letzten zehn Jahren wurde erkannt, dass viele dieser positiven Wirkungen auch auf das Zusammenspiel der Catechine des Grünen Tees mit vorteilhaft wirkenden Darmbakterien zurückzuführen sind.

Medizinerinnen und Mediziner der Anti-Aging-Medizin gehen sogar davon aus, dass viele der gesundheitsfördernden Wirkungen des Grünen Tees auf das Zusammenspiel mit den Darmmikroben zurückzuführen sind.

Auch hier stehen die Polyphenole des Grünen Tees im Mittelpunkt. Auf den ersten Blick erscheint es enttäuschend, dass nur etwa zehn bis 20 Prozent dieser verzehrten sekundären Pflanzenstoffe im Dünndarm aufgenommen werden und wie Kohlenhydrate, Fette oder Eiweiße in unseren Blutkreislauf gelangen.

Der große Rest wandert als Nahrungsabfall in den Dickdarm. Die moderne Wissenschaft hat dies als Glücksfall für unsere Gesundheit erkannt.

So werden die Darmbakterien selbst zu Gesundheitshelfern. Denn sie können die chemischen Verbindungen des Grünen Tees als eigene Nahrung nutzen und verwerten. Daraus gewinnen sie wiederum gesundheitsfördernde Substanzen wie kurzkettige oder flüchtige Fettsäuren, kurz SCFA. Diese Verbindungen sind für uns deshalb so wertvoll, weil sie die Hauptnahrung der Zellen in unserer Darmwand sind. Die intakte Funktion der Darmbarriere als wesentlicher Schutz vor Schadstoffen in unserer Nahrung ist ein Eckpfeiler unserer Gesundheit.

Häufig ist das Darmmikrobiom im pathologischen Zustand der Dysbiose. Bei Millionen von Menschen sind die entscheidenden dominanten Bakterienstämme nicht im Gleichgewicht. Dysbiose spielt eine wichtige Rolle bei den meisten chronischen und entzündlichen Erkrankungen.

Grüner Tee ist nachweislich in der Lage, die mikrobielle Dysbiose zu korrigieren. Catechine hemmen im Bereich des Dickdarms die Bildung von Substanzen, die das Immunsystem zu Entzündungsreaktionen veranlassen. Dadurch werden vor allem entzündliche Prozesse reduziert. Letztlich werden dadurch viele schwere Erkrankungen gebessert. In der wissenschaftlichen Literatur werden auch Reizdarm und Darmkrebs dazu gezählt.

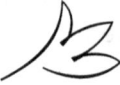

Grüner Tee bei Arthritis und Rheuma

Bekämpfe Entzündung mit einer Tasse Grüner Tee" empfiehlt die amerikanische Arthritis Foundation am 7. Juni 2017. Und liefert die Begründung: Grüner Tee ist reich an pflanzlichen Polyphenolen, die das Immunsystem stärken und vor zahlreichen Krankheiten schützen, einschließlich Arthritis.

Die fortschreitende Autoimmunerkrankung rheumatoide Arthritis verursacht heftige Entzündungsprozesse. Sie richten sich hauptsächlich gegen Gelenke, bedrohen jedoch auch das Herz. Antioxidantien besitzen starke antientzündliche Eigenschaften.

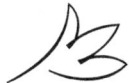

Grüner Tee und das Hautbild

Dass Grüner Tee wie eine Wunderwaffe gegen Krankheiten betrachtet wird, zieht sich seit drei Jahrtausenden durch die Geschichte der Naturmedizin. Neu ist, dass auch die Dermatologie Grund hat, mit Grünem Tee zu arbeiten. Sowohl in der therapeutischen Anwendung wie auch in kosmetischen Präparaten.

Für Menschen außerhalb der wissenschaftlichen Medizin am verblüffendsten sind wahrscheinlich die nachgewiesenen Effekte der Inhaltsstoffe des Grünen Tees zur Chemoprävention. Das bedeutet nichts weniger als den Einsatz zur Verhütung einer Krebserkrankung. Die stärkste antikarzinogene und chemopräventive Wirkung geht von seinem Hauptbestandteil Epigallocatechin aus. Das ist in Bezug auf verschiedene Organe nachgewiesen, darunter ist auch die Haut.

Es liegt jedoch auf der Hand, dass sich ein größeres Interesse auf den Potentialen von Grünem Tee zum Schutz und zur Verschönerung der Haut in kosmetischer Hinsicht konzentriert.

Wahrscheinlich am hervorragendsten eignen sich die Mikronährstoffe der Camellia sinensis zum Einsatz in Feuchtigkeitscremes. Regenerierend und schützend. Dafür spricht ihr Reichtum an Antioxidantien und Polyphenolen, die beispielsweise vor den Schäden von zu intensiver UV-Bestrahlung bewahren können. Durch Entzündungshemmung und ihre Wirkung gegen oxidativen Stress können sie die durch Sonnenlicht drohenden Schäden an genetischen Basisinformationen abmildern.

Verschiedene Studien lassen erkennen, dass durch Substanzen, mit denen die Teepflanze sich selbst schützt, auch in der menschlichen Haut Abwehrkräfte gesteigert und Spuren von Lichtalterung abgemildert werden können.

Davon kann auch trockene, rissige oder gespannte Haut profitieren.

Weitere Erfolge mit Grünem Tee aus der Dermatologie: Bereits 2010 wurde in den USA eine Salbe mit Catechinen der Teepflanze zur äußeren Behandlung von nicht bösartigen Hauttumore der Gruppe Genitalwarzen zugelassen. Diese Veränderungen werden durch humane Papillomaviren verursacht. Sie sind eine der am schnellsten wachsenden sexuell übertragbaren Krankheiten. Die häufig angewendeten Behandlungen mit verschreibungspflichtigen Arzneistoffen sind nicht überzeugend. Die Alternative, eine spezielle Grüner Tee-Salbe, ist inzwischen auch in Europa zugelassen und enthält einen botanischen Extrakt mit antioxidativen, antiviralen und antitumoralen Eigenschaften.

Auch bei schweren, mit großem Leid verbundenen entzündlichen Krankheiten wie Dermatitis lohnt sich ein Versuch, mit Catechinen der Teepflanze die Kaskaden der Entstehung von Entzündungsprozessen zu unterbrechen.

Körperstellen mit Talgdrüsen sind am häufigsten von Akne betroffen, das Gesicht, die oberen Bereiche der Brust und des Rückens, das Dekolleté, Oberarme, Schultern und Nacken. Grüner Tee kann offensichtlich die Talgproduktion bei fettiger Haut normalisieren. Wieder spielen antibakterielle und entzündungshemmende Eigenschaften eine Rolle.

Dermatologinnen und Dermatologen melden Verbesserungen durch den Konsum von Grünem Tee.

Die Gesichtsrötung Rosacea ist eine entzündliche Hauterkrankung mit verschiedenen Bezeichnungen der unterschiedlichen Stadien. Vermutete Ursache sind geweitete feine feinen Gefäße von Wangen, Nase, Stirn und Kinn. Männer sind stärker betroffen, jedoch Frauen leiden mehr darunter. Stress, Sonnenlicht, Wärme und Alkohol wurden bei Vorhandensein von genetischen Voraussetzungen seit langem zu den Auslösern gerechnet. Modernere Studien deuten stärker auf eine falsche Antwort des Immunsystems hin. Während der Abwehr von lebenden Krankheitserregern verursachen Antikörper Entzündungen im Bindegewebe und in Talgdrüsen. Die Haut erscheint verdickt und grobporig – ebenfalls ein idealer Kandidat für die Behandlung mit Catechinen der Camellia sinensis.

Überraschungen mit dem Virus SARS-COV-2 deckten für viele Menschen erstmals Zusammenhänge zwischen einer Viruserkrankung und dem Hautbild auf. Sobald Patientinnen und Patienten mit COVID-19 infiziert wurden, konnte dies zu Pusteln, Bläschen und juckenden Hautstellen führen. Häufig zeigte sich das Coronavirus schon am Hautbild, als noch keine anderen Symptome zu beobachten waren. Derartige Spuren von Virenschäden in der Haut werden von den Polyphenolen der Teepflanze Camellia sinensis ebenfalls verbessert.

Auf „TikTok" und sogar in medizinischen Vorträgen werden Beispiele für kosmetische Anwendungen von Grünem Tee gezeigt, die sich zunehmend großer

Beliebtheit erfreuen. Sie basieren auf der enormen Fähigkeit der Gesichtshaut, Substanzen aufzunehmen oder zu eliminieren.

In Gesichtsmasken werden traditionell pflanzliche Nahrungsmittel eingesetzt. Sie enthalten meistens antioxidative Stoffe. Denn freie Sauerstoffradikale schädigen auf molekularer Ebene auch Hautzellen. So

überrascht es nicht, dass es auch eine Grüner Tee-Gesichtsmaske gibt. Zahlreiche Vorteile winken bereits nach einer Einwirkung von zehn bis 15 Minuten:

Schutz vor Akne,

generelles Anti-Aging,

gesunde Feuchtigkeit für die oberen Hautschichten und Lichtschutz vor

Hautkrebs.

Wer eine Eigenschöpfung bevorzugt, kann die Gesichtsmaske mit Tonerde aus der Apotheke selbst herstellen. Hauptinhaltsstoff sollte Matchapulver sein wegen seines sehr hohen Gehalts an Antioxidantien.

In verschiedenen Rezepturen werden Anfertigungen mit Teebaumöl, Jojobaöl oder Vitamin E-Öl empfohlen.

Social Media bevorzugen den Green Tea Stick. Die antioxidativen und antientzündlichen Substanzen werden per Stift gezielt auf Problemstellen aufgetragen. Influencerinnen vermitteln in ihren Videos den Anschein, als würden Akne, Pickel, Mitesser und andere Unreinheit mit dem Darüberwischen verschwinden.

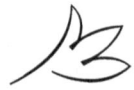

Grüner Tee gegen Alltagsstress

Im Zusammenhang mit Beziehungen, Arbeitsdruck, Geldproblemen, Gesundheit und Diskriminierung kann Alltagsstress krank machen. Mögliche Folgen sind Müdigkeit, Kopfschmerzen, Stoffwechselstörungen, Nervosität, Depression oder Aggression.

Auf der Suche nach Abhilfe wurde die Aminosäure Theanin entdeckt. Sie hat die Fähigkeit, Entspannung zu fördern und Stress abzubauen, ohne dämpfende Wirkung auf das Gehirn.

Theanin ist ein wesentlicher Bestandteil in Grünem Tee.

In zahlreichen Studien wurde Theanin als Nahrungsergänzungsprodukt verabreicht. Mit 200 Milligramm pro Tag wurden Symptome von Depression, die Schlafqualität, die kognitiven Funktionen und Stress deutlich verbessert. In einem anderen Test wurde mit Multitasking der Ausstoß von Stresshormonen wie Cortisol erhöht und anschließend mit Theanin wieder gesenkt.

Falls der Konsum von Grünem Tee zum Abbau von Stress führen soll, werden Varianten mit niedrigem Coffeingehalt empfohlen, da das Stimulans Coffein die Aktivität von Nerven anregt.

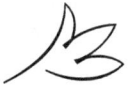

Grüner Tee für Knochen und Zähne

Osteoporose, die Abnahme der Knochenfestigkeit mit erhöhter Anfälligkeit für Knochenbrüche, ist ein großes Gesundheitsproblem bei älteren Menschen. Sie ist auch durch einen mikrostrukturellen Abbau des Knochengewebes gekennzeichnet. Hüftfrakturen sind die schwerwiegendste Folge der Osteoporose und führen zu einer Einschränkung der Aktivitäten des täglichen Lebens, einer verminderten Lebensqualität und einer erhöhten Sterblichkeit.

Schätzungen zufolge leiden in den hoch entwickelten Ländern mit moderner westlicher Ernährung 55 Prozent der über 50-Jährigen an Osteoporose.

Da Osteoporose ein immenses Problem für die Gesundheit einer alternden Bevölkerung darstellt, wurden unzählige Studien durchgeführt, um die dringendsten Fragen zu beantworten.

Die wichtigsten Knochenzellen sind die Osteoblasten, die Knochenmasse aufbauen, und die Osteoklasten, die Knochenmasse abbauen. Ein Ungleichgewicht zwischen Knochenaufbau und Knochenabbau ist die Ursache der meisten Knochenerkrankungen.

Erhöhter oxidativer Stress durch freie Sauerstoffradikale ist der zentrale negative Faktor. Dieser schädigt in erster Linie die Osteoblasten, die für die Neubildung von Knochenzellen benötigt werden. Dieselben Osteoblasten werden benötigt, um Antioxidantien gegen aggressive Sauerstoffradikale freizusetzen. Freie Radikale wiederum verstärken den Abbau von Knochenmasse. Das Vorhandensein des Radikals Superoxid lässt sich leicht nachweisen.

In der Folge wurden mehrere Auslöser für eine ausgeprägte Osteoporose identifiziert. Dazu gehören das Alter, Östrogenmangel, starkes Übergewicht und Fettleibigkeit, fortgeschrittene Niereninsuffizienz, Arteriosklerose und Diabetes.

Zur Vorbeugung oder Behandlung von Knochenschwund gibt es zwar eine Reihe von gängigen Arzneimitteln, es zeichnet sich aber auch ein Trend zu Nahrungsergänzungsmitteln oder funktionellen Lebensmitteln für diesen Zweck ab.

Seit 2005 haben zahlreiche Studien einen Zusammenhang zwischen dem

Konsum verschiedener Teesorten und der Vorbeugung von altersbedingtem Knochenschwund nachgewiesen. Im Vergleich zu Schwarzem Tee, Weißem Tee und Oolong-Tee schnitt - mit einer Ausnahme - Grüner Tee immer am besten ab.

Obwohl diese Ergebnisse hauptsächlich aus Untersuchungen an Laborratten stammen, gehen die Wissenschaftlerinnen und Wissenschaftler davon aus, dass sie sich auch in Studien am Menschen bestätigen lassen.

Der Knochen ist ein hochspezialisiertes Stützgewebe, außen fest wie Gusseisen, innen so wenig dicht wie Holz. Daraus resultieren sowohl seine feste Struktur als auch seine Zugfestigkeit.

Zwischen 2009 und 2016 wurden in zahlreichen universitären Studien weibliche Laborratten, die mit fettreichem Futter aufgezogen wurden, 16 Wochen lang mit Trinkwasser versorgt, das zu fünf Prozent mit Inhaltsstoffen aus grünem Tee angereichert war, oder mit reinem Trinkwasser.

Alle abschließenden Untersuchungen zeigten mehrere messbare und nicht messbare Effekte.

Grüner Tee verhinderte eine weitere Gewichtszunahme, indem er die Fettmasse reduzierte und die fettfreie Masse erhöhte. Der schützende Mineralgehalt der Knochenmasse wurde erhöht. Die Fetteinlagerung wurde verhindert, weil das dafür notwendige Hormon Leptin reduziert wurde.

Ein besonders interessantes Gebiet für den Einsatz von grünem Tee zur Verbesserung der Knochengesundheit ist die Zahnmedizin. Der bekannteste Grund für das Ziehen eines Zahnes ist die schädigende Entzündung und Zerstörung des so genannten Zahnnervs durch eine Infektion. Bei der anschließenden Heilung des Kieferknochens zeigen die Catechine des Grünen Tees entzündungshemmende Eigenschaften, die einen weiteren Verlust von Knochenmasse verhindern.

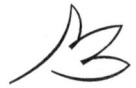

Grüner Tee stärkt das Immunsystem

Das menschliche Immunsystem konzentriert seine Abwehr gegen Krankheiten und deren Erreger stark auf Schleimhautbereiche und deren Sekrete. Dort sitzen auch spezielle weiße Blutkörperchen, die Leukozyten. Die Oberflächen der Schleimhautbereiche sind ideale Eintrittspforten für Krankheitserreger, während Gase, Nähr- und Abfallstoffe durch mehrere Hautschichten transportiert werden.

Ein weiteres Risiko stellt der oxidative Stress dar. Eine übermäßige Anhäufung freier Sauerstoffradikale ist eine häufige Begleiterscheinung von Krankheiten, die nur durch ein geschwächtes Immunsystem entstehen können. Lebende oder chemische Auslöser, Krankheiten und Gifte führen oft zu einer Überlastung durch oxidativen Stress, der die Fähigkeit des Körpers, freie Radikale abzufangen und zu neutralisieren, übersteigt.

Nach dem Eindringen schädlicher Mikroben reagiert das Immunsystem mit speziellen Zellen, den Gedächtniszellen, Killerzellen und Fresszellen, die Widerstand leisten können.

Verschiedene Naturstoffe haben Eigenschaften, die das Immunsystem stimulieren. Am vielversprechendsten sind sie, wenn sie antioxidativ, antimikrobiell, stoffwechselregulierend, entzündungshemmend, krebshemmend, herz- und hirnschützend wirken. Dies ist allgemein für Probiotika, Vitamine, Polyphenole und wertvolle Fettsäuren nachgewiesen. Rund 70 Prozent der zugelassenen Arzneimittel haben einen pflanzlichen Inhaltsstoff.

Heute geht man davon aus: Viele sekundäre Pflanzenstoffe entfalten ihre Wirkung, indem sie die Gedächtniszellen des Immunsystems unterstützen.

Die Krankheitsabwehr verfügt über Strukturen, die gesunde körpereigene und fremde verräterische Merkmale erkennen. Bestimmte Andockstellen der Immunzellen reagieren auf Signale, die ausschließlich von Krankheitserregern stammen. Sie heißen Pathogen-Associated Molecular Patterns, abgekürzt PAMPs

Untersuchungen haben gezeigt, dass die Wirkung der Gedächtniszellen in Gegenwart von Grüntee-Polyphenolen verstärkt wird. Insbesondere für Epigallocatechingallat und Epicatechingallat konnte eine Verstärkung der Immunantwort im Risikofall nachgewiesen werden.

Die übermäßige Anhäufung von Speicherfett in den Fettzellen stellt für das Immunsystem eine weitere permanente Herausforderung dar. Das Fettgewebe der inneren Organe setzt Stoffe frei, die das Immunsystem zu Entzündungsprozessen anregen. Dabei dringen auch Abwehrzellen des Immunsystems in das Fettgewebe ein. Dort kommt es zu Entzündungen, die häufig eine Vorstufe von Diabetes sind. Aus dem Fettgewebe kommen oft Gefahrensignale, ähnlich wie bei einer bakteriellen Infektion durch lebende Erreger. Das Immunsystem wird getäuscht und reagiert falsch, eben mit verstärkten Entzündungen.

Polyphenole aus der Teepflanze Camellia sinensis entwickeln in diesen Fehlfunktionen der Krankheitsabwehr sehr positive Beiträge.

Unter bestimmten kritischen Umständen kann das Immunsystem nicht mehr in der Lage sein, körpereigene Bestandteile als gesunde Zellen zu erkennen. Die Folge ist die krankhafte Bildung von Abwehrzellen gegen körpereigenes Gewebe. Dies wird als Autoimmunkrankheit bezeichnet.

Häufig sind Stoffe aus der Umwelt an der Auslösung solcher Belastungen beteiligt. Inhaltsstoffe des Grünen Tees haben in zahlreichen Versuchen zur Behandlung von Erkrankungen beigetragen, die durch Fehlsteuerungen des Immunsystems hervorgerufen werden.

Ein Beispiel: Eine häufige Autoimmunerkrankung ist das Sjögren-Syndrom mit trockenen Augen und trockenem Mund als Folge von Entzündungen der Tränendrüsen und Speicheldrüsen. Sie wird von den Betroffenen oft nicht erkannt. In zahlreichen Studien an Mäusen konnte das Fortschreiten der Entzündung und weiterer Augenerkrankungen durch die Gabe von Grüntee-Inhaltsstoffen im Trinkwasser verhindert werden.

Wie andere pflanzliche Stoffe enthält Grüner Tee zahlreiche weitere Mikronährstoffe, die das Immunsystem unterstützen, wenn auch nur in geringen Mengen: Zink mit antioxidativer Wirkung, Selen als wirksamer Stoff gegen Infektionen, Kupfer als Powerstoff für die körpereigenen Killerzellen, Vitamin B2 gegen viral bedingte Infektionen und Vitamin B12 für die allgemeine Vermehrung der Immunzellen.

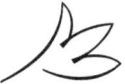

Menschen mit Depressionen trinken vielleicht seltener Grünen Tee - dabei brauchen gerade sie ihn am dringendsten

In Ländern mit hohem Lebensstandard leiden etwa 15 Prozent der Erwachsenen an einer schweren Depression. Beeinträchtigte kognitive Funktionen und mangelnde Freude an alltäglichen Erlebnissen sind Symptome, die auch bei anderen Störungen und Krankheiten auftreten können.

Man schätzt, dass von allen Lebensjahren, die weltweit mit irgendeiner Form von Einschränkung verbracht werden, fast zehn Prozent durch depressive Störungen beeinträchtigt sind. Zunehmend werden entzündliche Prozesse, die Neuroinflammation im menschlichen Gehirn, als Auslöser angesehen. Auch Entzündungen entlang des Regelkreises Hypothalamus-Hypophysen-Nebennierenrinden-Achse, der sogenannten Stressachse, und eine Dysbiose des Darmmikrobioms werden mit diesen Erkrankungen in Verbindung gebracht.

Bis zu sechs von zehn Patientinnen und Patienten sprechen schlecht oder gar nicht auf Medikamente an.

Zunehmende Aufmerksamkeit wird der Suche nach Ernährungsmustern und bioaktiven Lebensmitteln gewidmet, die das Potenzial haben, Risikofaktoren für schwere depressive Störungen zu reduzieren.

Zahlreiche Studien zeigen, dass ein hoher Verzehr von Gemüse, Obst, Samen, Nüssen, Vollkornprodukten und Fisch - wie z. B. in der mediterranen Ernährung - bei gleichzeitig geringem Verzehr von verarbeiteten Lebensmitteln vielversprechend ist.

Umgekehrt sind westliche Ernährungsformen mit hohem Zucker- und Fettgehalt sowie stark verarbeiteten und verpackten Lebensmitteln eindeutig ein Weg zu mehr Depressionen. Dies hat ein Team der Universität Newcastle, New South Wales, Australien, 2014 eindrucksvoll nachgewiesen.

Erst in jüngster Zeit wurden deshalb vermehrt Studien mit bioaktiven Lebensmitteln durchgeführt, die reich an Antioxidantien sind, wie zum Beispiel grüner Tee.

Die beruhigende Wirkung der in der Teepflanze enthaltenen Phytohormone hilft seit jeher bei der Meditation. Medizinisch wird sie zum Teil durch entzündungshemmende Mechanismen erklärt. Andere Inhaltsstoffe könnten die Entstehung von Depressionen entscheidend hemmen.

Ebenfalls in Australien, am Australian Research Centre in Complementary and Integrative Medicine in Sydney, wurden 29 Studien über eine statistisch nachweisbare Wirkung von Polyphenolen auf Depressionen ausgewertet. Diese pflanzlichen Mikronährstoffe können bis ins Hirngewebe vordringen und dort antioxidativ und entzündungshemmend wirken. Das Ergebnis: Die Menge der verzehrten Polyphenole korreliert umgekehrt mit dem Risiko und dem Schweregrad einer Depression. Es wird vermutet, dass sie das Vorhandensein der Neurotransmitter Serotonin und Dopamin im Gehirn beeinflussen. Ein bestimmtes Enzym reduziert deren Produktion, was sich negativ auf die Stimmung auswirkt. Pflanzliche Nährstoffe hemmen dieses Enzym ... was die Stimmung verbessert.

Grüner Tee ist eine Hauptquelle für die Aufnahme von Polyphenolen über die Nahrung. In zahlreichen Tierversuchen wurde die Aminosäure Theanin mit beruhigenden und stimmungsaufhellenden Wirkungen in Verbindung gebracht. Beim Menschen wurde die Ausschüttung von Stresshormonen nach der Einnahme von Theanin gebremst.

Auch das im Grünen Tee enthaltene Vitamin B9, bekannt als Folsäure, könnte beim Menschen antidepressive Wirkungen haben.

Tee wird häufig in Umgebungen konsumiert, in denen sich die Menschen wohl fühlen. Für viele Menschen ist Tee ein wichtiger Bestandteil der täglichen Ernährung und sein Konsum wird als gesundheitsfördernd angesehen. Eine Umfrage unter mehr als 1.700 Befragten in Polen ergab, dass 81 Prozent ihren Tee zu Hause trinken und nur zwölf Prozent am Arbeitsplatz.

Allerdings wird vermutet, dass Menschen, die unter Depressionen leiden, sich das angenehme Erlebnis des Teetrinkens leider generell seltener gönnen.

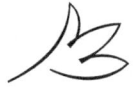

Grüner Tee, Alzheimer und Parkinson

Die Abnahme der kognitiven Fähigkeiten, Demenz, ist die siebthäufigste Todesursache. Angeführt werden neurodegenerative Störungen von der Alzheimer-Krankheit. Eine Heilung ist nicht bekannt.

In zahlreichen Studien wurden die weltweit stark konsumierten Getränke Kaffee, Schwarzer Tee und Grüner Tee aufwändig auf ihre gehirnschützenden Wirkungen untersucht. Die Erkenntnisse über mögliche Zusammenhänge waren jedoch begrenzt und widersprüchlich. Das änderte sich, als im Jahre 2014 Ergebnisse aus dem Nakajima-Projekt an 723 japanischen Einwohnern über 60 Jahre alt aus der Stadt Nakajima verfügbar waren.

Zu Beginn 2007 und 2008 zeigten alle Teilnehmerinnen und Teilnehmer normale kognitive Funktionen.

Jede Person steuerte in einem Fragebogen soziodemografische Daten bei: Abgefragt wurden Alter, Geschlecht, Bildung, Krankengeschichte, Rauchgewohnheiten, körperliche Aktivitäten, Hobbys sowie der Konsum von Grünem Tee, Kaffee und Schwarzem Tee. Geschulte Forscher überprüften die Angaben, um Widersprüchliches zu ermitteln. Der kognitive Status wurde durch medizinische Tests berechnet. Bei der Mini-Mental State Examination konnte maximal die Punktezahl von 30 erreicht werden.

Der Konsum der Getränke wurde durch die Häufigkeit quantifiziert, 0, 1, 2, 3, 4, 5 oder 6 Mal pro Woche oder täglich.

Vier bis fünf Jahre später wurde ermittelt, ob sich bei den Untersuchten das Auftreten von Demenz oder leichten kognitiven Beeinträchtigungen feststellen ließen. 55 Personen waren in der Zwischenzeit verstorben.

Tatsächlich lag jetzt die Häufigkeit einer schweren neurodegenerativen Störung bei 5,3 Prozent. Eine leichte kognitive Beeinträchtigung der Denkleistung, die jedoch im Alltag keine wesentliche Behinderung darstellte, wurde bei 13,1 Prozent der Untersuchten festgestellt.

Am geringsten war das Risiko einer schweren oder leichten mentalen Erkrankung bei jenen, die täglich Grünen Tee konsumierten. Die Wahrscheinlichkeit war 0,32 zu 1 im Vergleich zu jenen, die überhaupt keinen Grünen Tee tranken.

In ihrem Studienbericht gaben 14 Neurologen, zwei Psychologen, sieben Krankenschwestern, ein Physiotherapeut und ein Ergotherapeut zu Protokoll: „Ein häufigerer Konsum von Grünem Tee war mit einem geringeren Auftreten von Demenz und leichter kognitiver Beeinträchtigung verbunden. Im Gegensatz dazu wurde kein Zusammenhang zwischen der Häufigkeit des Konsums von Kaffee oder Schwarzem Tee und dem Einfluss auf das Auftreten von Demenz oder leichter kognitiver Beeinträchtigung festgestellt ... Das Trinken von Schwarzem Tee war in der Region, in der unsere Studie durchgeführt wurde, relativ unüblich, was zu einer geringen statistischen Aussagekraft geführt haben könnte."

Die Studie lieferte auch eine Erklärung.

Das wichtigste Polyphenol im Grünen Tee, Epigallocatechingallat, kann die schützende Blut-Hirn-Schranke überwinden und hemmt in Gehirngeweben sowohl die Produktion als auch die mögliche Giftigkeit von Amyloidablagerungen.

Auch das Flavanoid Myricetin wird explizit mit ähnlichen Potentialen genannt. Es kommt im Vergleich zum Schwarzem Tee im Grünen Tee sehr viel reichlicher vor. Myricetin wird mit zahlreichen Gesundwirkungen verbunden, speziell in Bezug auf das Herz-Kreislauf-System und auf Diabetes. Im Labor konnten mit diesem Flavanoid Krebszellen getötet und die Entstehung von Bauchspeicheldrüsenkrebs unterbunden werden. Auch der Schutz von Gehirngeweben wurde mehrfach nachgewiesen.

Die Autorinnen und Autoren merkten an, dass der Konsum von Grünem Tee generell mit einer Reihe von Gesundheitsverhalten oder günstigen sozialen Faktoren in Verbindung gebracht wird und dass bei körperlicher Aktivität und bei Hobbys geringere Risiken auftreten. Das wurde auch in dieser Studie bestätigt.

Die von Spenden finanzierte britische Charitygesellschaft Parkinson Care empfahl ihren Mitgliedern wiederholt den Konsum von Grünem Tee. Mit der ausdrücklichen Begründung: Der Genuss von Grünem Tee ist mit einem geringeren Risiko für die Entwicklung von Parkinson verbunden.

Polyphenole aus Grünem Tee schützen nachweislich vor dem Verlust von Nervenzellen. In einer entsprechenden Studie wurden Neuronen im Labor mit speziellen Toxinen geschädigt. Inhaltsstoffe der Camellia sinensis hingegen schützten die Nervenzellen vor der Zerstörung, und diese Wirkung nahm mit der konsumierten Menge zu.

Parkinson ist die zweithäufigste neurodegenerative Erkrankung des Menschen. Viele Fragen sind bis heute unbeantwortet. Zusammenhänge mit verringerten eigenen Antioxidantien, mit Entzündungen und Verschiebungen im Mineralienhaushalt werden vermutet.

Zahlreiche Versuche zum Aufspüren von bisher unbekannten Ursachen und negativen Faktoren werden an der Fruchtfliege Drosophila melanogaster durchgeführt. Die Verabreichung der Polyphenole verbesserten neurologische Erkrankungssymptome der Fliege und machten bis zu einem gewissen Grad Veränderung des Darmmikrobioms rückgängig, die als Folge der Parkinson-Krankheit auftraten.

Außerdem stellte EGCG bis zu einem gewissen Grad die Veränderung des Darmmikrobioms wieder her, die als Folge der Parkinson-Krankheit auftrat. Daraus wird geschlossen, dass ein Teil der Verbesserungen in den Gehirngewebe über den Umweg durch den Verdauungstrakt erfolgt. Der Magen-Darm-Bereich ist mit etwa 500 Millionen Nervenzellen direkt mit dem Gehirn verbunden.

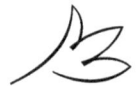

Grüner Tee schützt Herz und Gefäße

Etwa zehn Milliarden Zellen in der innersten Wandschicht der Blutgefäße können darüber entscheiden, ob es zu Arteriosklerose, Thrombosen oder Herz-Kreislauf-Erkrankungen kommt.

Das Gesamtgewicht dieser Zellen beträgt etwa ein Kilogramm. Insgesamt bilden sie eine Kontaktfläche zum Blutstrom von 4.000 bis 7.000 Quadratmetern.

Diese speziellen Zellen spielen eine entscheidende Rolle beim Stoffaustausch zwischen dem Blut in den Gefäßen und dem umliegenden Gewebe. Nicht minder wichtig ist ihre Fähigkeit, durch spezielle Substanzen zu verhindern, dass schädliche Stoffe im Blut an den Gefäßwänden anhaften.

Eine Verletzung der inneren Gefäßwand oder eine Störung ihrer Funktion sind wesentliche Ursachen für schwere Gefäßerkrankungen.

Hier schützen die Polyphenole des Grünen Tees, allen voran EGCG, das Gefäßsystem. Durch umfassende antioxidative und entzündungshemmende Wirkungen wird ein Anstieg von Proteinen gehemmt, aus denen sich gefährliche Ablagerungen an den Gefäßen bilden könnten.

Eine ähnliche Schutzwirkung des Grünen Tees erhofft sich die Herzmedizin nach einem Herzinfarkt, nach einer Gefäßverengung oder nach dem Einsetzen eines Stents.

Die Harvard Medical School der Harvard University in Boston veröffentlichte 2012 zahlreiche Ergebnisse von Herzstudien mit grünem Tee.

In Japan wurden 40.530 Erwachsene zu ihrem Trinkverhalten befragt. Bei einem Konsum von bis zu fünf Tassen Grüntee pro Tag war das Risiko, an einem Herzinfarkt oder Schlaganfall zu sterben, um 26 Prozent geringer als bei einem Konsum von weniger als einer Tasse pro Tag.

Das Gesamtergebnis aus 13 Studien zu grünem Tee und fünf Studien zu schwarzem Tee errechnete sogar eine um 28 Prozent geringere Sterbewahrscheinlichkeit.

Im Jahr 2011 zeigten 14 wissenschaftliche Arbeiten, dass vermutlich die Catechine im Grüntee die Cholesterin- und Blutfettwerte signifikant senken.

Die Ernährungswissenschaftlerin Kathy McManus vom Brigham and Women's Hospital in Boston, die nicht an diesen Studien beteiligt war, äußerte sich jedoch vorsichtig: „Die wenigen verfügbaren Daten zu grünem Tee unterstützen einen möglichen Zusammenhang zwischen grünem Tee und positiven Eigenschaften in Bezug auf Risikofaktoren für Herz-Kreislauf-Erkrankungen".

Grüner Tee kann auch entscheidende Gefahren abwenden, wenn sich im Verlauf einer bestehenden Herzerkrankung verschiedene Bedingungen kontinuierlich verschlechtern.

So wird vermutet, dass die körpereigene Freisetzung freier Sauerstoffradikale stetig zunimmt, während die Produktion antioxidativ wirkender Enzyme nicht gesteigert wird. Werden einzelne Zellen direkt geschädigt, ist auch die Kommunikation über Signalwege gestört. Verschiedene biologische Prozesse durch Sauerstoffradikale bereiten direkt im Herzen die Voraussetzungen für einen Leistungseinbruch vor.

Daraus muss gefolgert werden, dass oxidativer Stress an der Entstehung der Herzinsuffizienz beteiligt ist.

Die Polyphenole des Grünen Tees entfalten bei regelmäßigem Konsum wirksame antioxidative Wirkungen auch im Herz-Kreislauf-System.

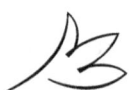

Grüner Tee und seine Wirkungen gegen Krebs

D as Wichtigste ist gesagt.

Grüner Tee ist reich an Polyphenolen und neutralisiert freie Sauerstoffradikale, vor allem wenn diese im Übermaß oxidativen Stress verursachen. Der Genuss von grünem Tee wirkt sich daher günstig auf verschiedene Krankheitsrisiken aus.

Gleichzeitig zeigen retrospektive Berechnungen, dass ein hoher Konsum von grünem Tee, vor allem aufgrund seiner antioxidativen Wirkung, das Risiko für verschiedene Krebsarten wie Lungenkrebs, Brustkrebs und Dickdarmkrebs signifikant senkt.

Das Geschehen spielt sich auf zellulärer Ebene ab und wurde bereits 2003 an der

2003 an der State University of New Jersey an Zellen von Speiseröhrenkrebs untersucht.

Zahlreiche mehr oder weniger schädliche Faktoren verändern die Eigenschaften von Genen oder schalten deren Aktivität an oder aus.

Anormal stark ausgeprägte oder aber stark eingeschränkte Genveränderungen tragen zur Entstehung von Krebszellen bei oder fördern eine Krebserkrankung. Das wichtigste Polyphenol im Grünen Tee, das Epigallocatechingallat, kann einerseits Prozesse der Genveränderung unterdrücken und andererseits in Krebszellen blockierte Gene wieder aktivieren, die vor der Erkrankung schützen können.

Diese möglichen krebshemmenden Eigenschaften rücken zunehmend in den Fokus der medizinischen Forschung.

Eine der aufregendsten Entdeckungen der letzten Zeit betrifft den Zusammenhang zwischen verschiedenen Krebsarten und dem Metabolischen Syndrom.

Die Verhältnisse sind alarmierend:

Ein Taillenumfang von mehr als 89 Zentimetern bei Frauen und 102 Zentimetern bei Männern,

zu hohe Blutfettwerte

ungünstige HDL-Cholesterinwerte im Blut von weniger als 40 Milligramm pro Deziliter bei Männern und weniger als 50 Milligramm pro Deziliter bei Frauen,

erhöhter Blutdruck von 130/85 mm Hg und

hoher Nüchternblutzucker.

Diese Laborwerte können auch mit Herzerkrankungen, Schlaganfall und Typ-2-Diabetes in Verbindung gebracht werden.

In zahlreichen Studien wurde ein um mehr als 30 Prozent erhöhtes Krebsrisiko beim Metabolischen Syndrom nachgewiesen. Das „British Journal of Sports Medicine" wertete die körperliche Fitness von mehr als 58.000 männlichen Erwachsenen in Schweden aus. Eine bessere Herz-Kreislauf-Gesundheit war mit einem geringeren Risiko für Prostatakrebs verbunden. Begründung: Übergewicht und Fettleibigkeit erhöhen umgekehrt die Wahrscheinlichkeit, an Krebs zu erkranken.

Im März 2024 bestätigten Forscher frühere Erkenntnisse, dass das Metabolische Syndrom die Wahrscheinlichkeit, an Krebs zu erkranken, generell erhöht. Am deutlichsten war das Risiko bei Nierenkrebs.

Grüner Tee hingegen senkt die Parameter der vier Krankheiten, die im Metabolischen Syndrom gehäuft auftreten können.

Erst in jüngster Zeit wird den chronischen Entzündungsprozessen, die zu diesen Krankheitsbildern beitragen, mehr Aufmerksamkeit geschenkt.

Grüner Tee kann mit seinen Polyphenolen und anderen Phytostoffen diesen entzündlichen Stress und den häufig ebenfalls auftretenden oxidativen Stress reduzieren.

Weitere Potenziale hat Epigallocatechingallat, das in gefährdeten Zellen nicht nur das Wachstum hemmen, sondern auch den natürlichen Zelltod einleiten kann.

Dabei spielt ein körpereigenes Anti-Krebs-Protein, wissenschaftlich Protein 53, eine Rolle. Es ist das am häufigsten bei Krebserkrankungen nachgewiesene mutierte Gen. Wenn Krebs entsteht, wird es vermehrt produziert. Seine Aktivität wurde bereits in mehr als 100.000 wissenschaftlichen Arbeiten beschrieben.

Als Wächter des Genoms erkennt P53 kleine Schäden an der Erbinformation einer Zelle, stoppt ihre Vermehrung und leitet die Reparatur ein. Ist der Schaden groß, wird die Zelle zerstört.

In den Zellen gesunder Menschen kommt P53 kaum vor. Denn sobald es gebildet wird, begrenzt ein anderes Protein, MDM2, als Gegenspieler seine zellzerstörende Wirkung.

Die Molekularbiologin Jing Jackie Zhao vom Rensselaer Polytechnic Institute in Troy im US-Bundesstaat New York hat sich ebenfalls mit der Rolle des Epigallocatechingallats für diesen Tumorsuppressor beschäftigt. Sie entdeckte, dass EGCG MDM2 in die Quere kommt und durch Besetzung des zuständigen Rezeptors verhindert, dass der Gegenspieler mit P53 in Kontakt kommt. Das natürliche Anti-Krebs-Protein wird stabilisiert und kann seine krebshemmende Wirkung fortsetzen.

Eine wegweisende Untersuchung dieser Vorgänge gelang bereits 2013 einem Team der Central South University in Changsha, Hunan, China. Die Studie mit dem ins Deutsche übersetzten Titel „Epigallocatechingallat fördert die Akkumulation und Aktivität von P53 durch Hemmung der MDM2-vermittelten Ubiquitinierung von P53 in menschlichen Lungenkrebszellen" wurde im renommierten Oncology Report veröffentlicht.

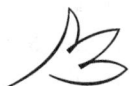

Grüner Tee als Hoffnungsträger gegen Krebs verdient besondere Beachtung

Stellvertretend für zahlreiche weitere Studien können zwei Veröffentlichungen in renommierten Fachzeitschriften der Krebsmedizin, in „Molecules and Cell" 2018 und „Biomolecules" 2020, als starke Belege für ein signifikantes krebshemmendes Potenzial der Inhaltsstoffe des Grünen Tees herangezogen werden.

An der Saga University, Saga, Japan, veröffentlichten fünf Wissenschaftlerinnen und Wissenschaftler 2018 die Zusammenfassung von 35 Jahren Forschung unter dem ins Deutsche übersetzten Titel „Krebs-Vorbeugung mit Grünem Tee und seinem Hauptbestandteil ECGC, von früher Forschung zum heutigen Fokus auf menschlichen Krebs-Stammzellen".

1983 gelang in einer Zehnjahresstudie der erste Nachweis einer Verzögerung der Krebsentstehung.

Danach wurde in einer Doppelblindstudie mit grünem Tee das Wiederauftreten von Dickdarmkrebs stark reduziert.

Bei Mäusen wurde die Ausbreitung von Lungenkrebszellen gehemmt.

Doch die Welt außerhalb Japans nahm davon kaum Notiz.

Erst 1987 berichtete die britische Zeitschrift „New Scientist" unter der Überschrift „Green tea cuts cancerous growth" (Grüner Tee kappt Wachstum von Krebs) über eine erfolgreiche japanische Krebsprävention an Mäusen. Im Jahr darauf wurde der Film eines australischen Fernsehteams darüber in Australien, den USA, England und dem übrigen Westeuropa ausgestrahlt.

Zitat aus einem Kommentar: „Viele Wissenschaftler in Übersee interessierten sich daraufhin sehr für die Krebsvorbeugung mit grünem Tee, einige sogar mehr als die japanischen Wissenschaftler".

Unter Federführung des Instituts für Pharmazie und Biochemie der Johannes Gutenberg-Universität Mainz experimentierten beispielsweise deutsche und ägyptische Wissenschaftler mit Anwendungen von grünem Tee der edlen Sorte

Sencha an Zellverbänden von Lungen- und Knochenmarkkrebs.

Dabei wurden Effekte hinsichtlich Veränderungen der Zellstruktur, des Zell-wachstums, der Zellproliferation und des Zelltods induziert. Das Forscherteam kam zu dem Schluss: „Wir zeigen hier die multifaktoriellen Wirkungsweisen von Sencha-Tee, die zu den chemopräventiven Wirkungen von Sencha-Tee gegen Krebs führen".

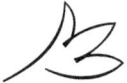

Vielversprechende
Partnerschaft mit
Melatonin und Probiotika

Es ist ein positives Merkmal vor allem der Anti-Aging-Medizin, dass die Forschung verschiedene Substanzen mit positiven Wirkungen miteinander kombiniert.

Dabei wurde eine besonders vielversprechende Partnerschaft zwischen Epigallocatechingallat, EGCG, und Melatonin entdeckt. Sie erweisen sich gemeinsam als effektiv wirkendes Duo in der Bekämpfung von Krebs. Sowohl EGCG als auch Melatonin sind für ihre starken antioxidativen und entzündungshemmenden Eigenschaften bekannt.

Dies kann dazu beitragen, oxidativen Stress und Entzündungen zu reduzieren, die an der Entstehung und dem Fortschreiten von Krebs beteiligt sind.

Studien haben gezeigt, dass sowohl EGCG als auch Melatonin krebshemmende Eigenschaften besitzen. Das in grünem Tee enthaltene Polyphenol, hemmt nachweislich das Wachstum von Krebszellen und löst bei verschiedenen Arten von Krebszellen Apoptose aus, einen eingeleiteten Zelltod.

Melatonin, ein von der Zirbeldrüse produziertes Hormon, zeigt ebenfalls krebshemmende Wirkungen, indem es das Wachstum und das Absterben von Zellen reguliert und die Bildung von Blutgefäßen in Zellgewebe unterbindet.

Epigallocatechingallat ist ein Antioxidans und löscht freie Sauerstoffradikale. Diese Eigenschaft erzeugt günstige Wirkungen bei Krebs, Fettleibigkeit und Entzündungsprozessen, die wiederum mit zahlreichen chronischen Krankheiten verbunden werden.

Es ist erwiesen, dass Krebszellen eine höhere Menge an freien Sauerstoffradikalen produzieren. Mit zunehmendem Konsum von Grünem Tee nimmt dieser oxidative Stress ab.

Die Hauptsubstanz von Grünem Tee, EGCG, hat in mindestens dreizehn Tierversuchen krebsvorbeugende Eigenschaften gezeigt, die auf den Menschen übertragen werden können. Das gilt für Krebszellen der Organe Lunge, Mundhöhle, Speiseröhre, Magen, Dünndarm, Dickdarm, Haut, Leber, Bauchspeicheldrüse, Blase, Prostata und der Brustdrüse.

Auch das so genannte Schlafhormon ist ein starkes Antioxidans. In Studien an Mäusen konnte durch Melatonin die Leber vor Vergiftung durch sehr hohe Dosen von Grüner Tee-Epigallocatechingallat bewahrt werden.

Melatonin erhöht auf anderem Gebiet, beim Einsatz von Chemotherapie, deren Wirksamkeit gegen eine Krebserkrankung. Dabei verringert es einerseits die Giftigkeit der Chemikalien generell und erhöht gleichzeitig die Empfindlichkeit von Tumoren gegenüber einer Chemotherapie. Durch die Kombination von EGCG mit Melatonin können möglicherweise einige der Nebenwirkungen herkömmlicher Krebstherapien abgemildert werden.

In der wissenschaftlichen Literatur finden sich bereits zahlreiche detaillierte Erklärungen für das daraus resultierende verringerte Risiko einer Entstehung oder eines Fortschreitens von Krebs.

Sowohl EGCG als auch Melatonin gestalten nachweislich die Immunfunktion, die eine entscheidende Rolle bei der Krebsabwehr und Krebsüberwachung spielt. Durch die Stärkung der Immunfunktion kann die Kombinationstherapie dem Körper helfen, Krebszellen besser zu erkennen und zu eliminieren.

Hier ein Überblick über einige bemerkenswerte Studien und Versuche im Detail:

Eine 2015 in der Fachzeitschrift „Molecular Medicine Reports" veröffentlichte präklinische Studie untersuchte die kombinierten Wirkungen von EGCG und Melatonin auf Prostatakrebszellen. Die Studie ergab, dass die Kombinationsbehandlung die Proliferation von Krebszellen – also ihre Vermehrung - wirksamer hemmte und Apoptose – also ihren Selbsttod – stärker einleitete als jede Verbindung allein.

Eine weitere präklinische Studie, die 2014 in „PLOS ONE" veröffentlicht wurde, untersuchte die Kombination von EGCG und Melatonin in Brustkrebszellen. Die Forscher berichteten, dass die Kombinationsbehandlung synergistisch das Wachstum von Krebszellen hemmte und einen Stillstand der Zellteilung und Apoptose herbeiführte.

2019 haben Wissenschaftlerinnen und Wissenschaftler der Xiamen University, China, der University of Texas, USA, und der Pusan National University, Südkorea gemeinsam untersucht, ob Melatonin signifikant die krebsprotektive Wirkung von EGCG verstärken kann. Die Studie unter Aufsicht des führenden Melatoninforschers Dr. Russel R. Reiter kam zu dem Schluss: ja!

Insgesamt haben klinische Studien, die den Einsatz von EGCG in der Krebsprävention und Krebsbehandlung untersuchen, haben gemischte Ergebnisse gezeigt. Einige Studien haben potenzielle Vorteile berichtet, während andere keine signifikante Wirksamkeit gezeigt haben. Alle konnten jedoch zeigen, dass im Falle von günstigen Effekten die Kombination immer signifikant wirksamer und vor allem verträglicher war als die jeweiligen Monotherapien.

Es ist wichtig zu beachten, dass präklinische Studien zwar wertvolle Einblicke in mögliche Mechanismen und Wirkungen liefern, klinische Studien jedoch erforderlich sind, um die Sicherheit und Wirksamkeit eines Behandlungsansatzes beim Menschen zu bestimmen. Daher ist weitere Forschung erforderlich, um das Potenzial der Kombination von EGCG und Melatonin für die Krebstherapie vollständig zu verstehen.

Umfangreiche klinische Studien verbinden die kombinierte Therapie aus EGCG und Melatonin mit Eierstockkrebs, mit Endometriumkrebs, mit Prostatakrebs und mehrere mit Brustkrebs. Einige wurden bereits abgeschlossen und ihre Veröffentlichung steht unmittelbar bevor.

Es ist eine Gratwanderung. Für einen therapeutischen Einsatz sind hohe Dosierungen von EGCG sinnvoll, die jedoch zu einer Überbeanspruchung der Entgiftungsfunktionen der Leber führen können. 2014 wurde in Frankreich und 2016 in Italien eine noch vernünftige Höchstgrenze von 300 Milligramm Epigallocatechingallat pro Tag für Erwachsene festgelegt. Andere Forscher errechneten 338 Milligramm als sichere Aufnahmemenge.

Bei einer weiteren Partnerschaftsstudie mit EGCG stand die langsame Verschlechterung des Immunsystems bei Älteren, Immunoseneszenz genannt, im Mittelpunkt der Forschung. Vor allem durch freie Radikale und durch sie produzierten oxidativen und entzündlichen Stress werden Alterungsprozesse beschleunigt. Oft gehen damit Infektionserkrankungen einher.

An der Universität Palampur, Indien, wurde am Institute of Himalayan Bioresource Technology Epigallocatechingallat mit günstigen probiotischen Bakterien kombiniert. Mit erfreulichen Ergebnissen:

Durch die Partnerschaft mit dem Probiotikum Lactobacillus fermentum hemmte die Hauptsubstanz des Grünen Tees im Dickdarm das Wachstum von Bakterien, die mit Krankheiten in Verbindung stehen. Ursache war eine Verbesserung von Zelltod, der durch oxidativen und entzündlichen Stress eingeleitet wird.

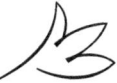

Grüner Tee Gyokuro
für zwei Euro das Gramm

Aus verständlichem Interesse beschäftigt sich die Wissenschaft mit einer sehr edlen und kostbaren Grünteesorte, einer der feinsten Japans, dem Gyokuro. Er wird aus Teepflanzen gewonnen, die vor der Ernte drei bis vier Wochen im Schatten von Strohmatten reifen und dabei etwas längere Blätter ausbilden. Durch die Beschattung entsteht und bleibt eine außergewöhnlich hohe Nährstoffkonzentration erhalten.

Normalerweise würde die Teepflanze bei Sonnenlicht durch Photosynthese eine bestimmte Menge an Catechinen produzieren. Dadurch wird der Geschmack rau, pelzig und dickflüssig.

Im Gegensatz dazu enthalten die Blätter der für die Sorte Gyokuro behandelten Pflanze mehr Theanin, mehr Aminosäuren und einen erhöhten Coffeingehalt von bis zu 160 Milligramm pro 100 Gramm.

Ein Überschuss an Flavanolen, Fett und Zucker hinterlässt nach der Röstung durch eine Maillard-Reaktion gewisse süßliche Geschmacksmerkmale. Auch Antioxidantien und Mineralstoffe hinterlassen einen lang anhaltenden Geschmack.

Erstaunlicherweise empfiehlt es sich, die Blätter des Grünen Tees Gyokuro bei erstaunlich niedrigen Temperaturen aufzubrühen. Je nach Vorliebe drei bis vier Minuten in 40 Grad Celsius warmem Wasser ziehen lassen, um eine milde Süße zu erzielen, die durch den Duft nach Algen und Gras ergänzt wird. Je kühler das Wasser, desto geringer der Coffeingehalt. Weitere Empfehlungen: Für den zweiten oder dritten Aufguss 20 bis 30 Milliliter ca. 60 Grad heißes Wasser zugeben, für den vierten Aufguss 80 Grad heißes Wasser.

Der Tee verträgt bis zu 80 Grad Celsius gut und sieht dann sauberer und dunkelgrüner aus.

Die teuren Blätter müssen nach dem Aufguss nicht weggeworfen werden. In Japan werden sie in Sojasauce, Sesamöl und Reisessig geschwenkt und als Snack oder zusammen mit anderen Speisen als Würze auf Reis gegessen.

Beim Rösten runden sich die Blätter zu einem länglichen Tautropfen. Deshalb kam dieser Grüntee 1835 unter dem Namen Gyokuro, japanisch für Jadetropfen, in den Handel.

Die Teebauern und Teebäuerinnen verwenden für diese Sorte Teepflanzen der edlen Gattungen Okumidori, Asahi, Saemidori und Yamakai.

Das aufwändige Herstellungsverfahren von Gyokuro-Grüntee erklärt zum Teil den hohen Preis von bis zu zwei Euro pro Gramm. Die Beschattung der Pflanze erfordert eine ständige Anpassung der Pflege an die Veränderungen im Dunkeln und die notwendigen Behandlungen. Der Anbau erfolgt in begrenzten Mengen von Anfang April bis Juni. Die Ernte erfolgt nur einmal im Jahr.

Nach der Beschattung enthält die Teepflanze mehr Chlorophyll als sie in bittere Gerbstoffe umwandeln kann, was ihre moosgrüne Farbe unterstreicht.

Während der Lagerung darf die Frische des Grünen Tees nicht durch ungünstige Einflüsse von Sauerstoff, Luftfeuchtigkeit, Temperatur oder Licht beeinträchtigt werden. Im Idealfall füllt die Menge der Teeblätter den gewählten verschließbaren Behälter, um zusätzlichen Sauerstoff fernzuhalten.

Lichtdurchlässiges Glas ist nicht geeignet. In Japan wird grüner Tee üblicherweise in einem Gefäß aus rostfreiem Stahl, Chazutsu genannt, oder in Kupferoder Keramikgefäßen aufbewahrt.

In der wissenschaftlichen Literatur werden dem Grüntee Gyokuro erstaunliche gesundheitliche Wirkungen zugeschrieben.

Dank seiner Polyphenole verbessert er die Mundgesundheit, beugt Karies und Zahnfleischentzündungen vor. Er hemmt das Bakterienwachstum und bestimmte Enzymaktivitäten im Mund. Studien zufolge haben Menschen, die regelmäßig Gyokuro-Grüntee trinken, ein vergleichsweise geringeres Risiko, an Mundkrebs zu erkranken.

Die starken Antioxidantien regen die Verdauungsprozesse an und fördern den Energieverbrauch und die Fettverbrennung.

Freie Sauerstoffradikale sind mitverantwortlich für die Entstehung von Tumoren. Grüner Tee im Allgemeinen neutralisiert freie Radikale, wobei die Sorte Gyokuro am aktivsten ist. Dies könnte die Wahrscheinlichkeit von Erkrankungen der Eierstöcke, der Prostata, der Brust, der Blase oder der Bauchspeicheldrüse verringern.

Seine Inhaltsstoffe können Fettmoleküle von den Arterienwänden lösen und das Risiko von Herzerkrankungen senken.

Grüner Tee kann die Schwankungen des Blutzuckerspiegels und die Insulinausschüttung der Bauchspeicheldrüse normalisieren. Polyphenole schützen die Leber, auch vor Viruserkrankungen wie Hepatitis.

All dies entlastet das Immunsystem.

In Bezug auf die geistige Leistungsfähigkeit ist Grüner Tee aufgrund seines Coffeingehalts die bessere Variante des Kaffees mit all seinen Vorteilen ohne dessen negative Auswirkungen. In Kombination mit Theanin kann er die Hirnaktivität steigern, den Spiegel des sogenannten Glückshormons Serotonin normalisieren und Spannungen abbauen. Möglicherweise wirken sich die Polyphenole positiv auf die Nervenzellen aus und verringern das Risiko, an Parkinson oder Alzheimer zu erkranken.

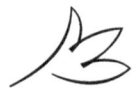

Grüner Tee kann auch unerwünschte Folgen haben

Grüner Tee überzeugt durch seine blutdrucksenkende, krebshemmende und antibakterielle Wirkung. Als Geschmacksträger mit natürlicher antioxidativer Wirkung wird Grüner Tee auch in der Lebensmittelindustrie eingesetzt, da seine Moleküle beispielsweise auch Fette vor Oxidation schützen.

Ein übermäßiger Verzehr von Polyphenolen und anderen Inhaltsstoffen der Camellia sinensis kann sich jedoch negativ auf die menschliche Gesundheit auswirken. In der Literatur werden Magen-Darm-Beschwerden, Nierenfunktionsstörungen und aufgrund verschiedener chemischer Eigenschaften auch Lebervergiftungen genannt.

In Bezug auf die Schilddrüse hat Grüner Tee einerseits günstige Wirkungen, denn seine Catechine schützen Zellen der Drüse vor möglichen toxischen Effekten durch in der Landwirtschaft eingesetzte Chemikalien zur Bekämpfung von Schädlingen, beispielsweise Tributylzinn-Verbindungen.

Andrerseits kann EGCG aus Grünem Tee in hoher Konzentration Funktionen der Schilddrüse hemmen, ähnlich wie Isoflavone der Sojabohne. Das geschient durch die Verdrängung von Jodmolekülen aus der Schilddrüse. Dieser unerwünschten Nebenwirkung kann durch die gezielte Gabe von Jod entgegengewirkt werden.

Seltener treten Schlaflosigkeit und Bluthochdruck auf. Die Wirkung bestimmter Blutdruckmedikamente kann beeinträchtigt werden.

Aus Studien geht hervor, dass das Trinken von mehr als fünf Tassen Grüntee pro Tag oder die Einnahme einer entsprechenden Menge Grüntee-Extrakt den Nutzen aufhebt oder sogar mit Risiken verbunden ist.

Wird das Getränk mit zu heißem Wasser zubereitet, können diese Wirkungen noch verstärkt werden. Bei Empfindlichkeit sollte Grüner Tee nicht auf nüchternen Magen getrunken werden. Nebenwirkungen können vermieden werden, wenn nur kleine Mengen getrunken werden.

Einsteigerinnen und Einsteiger sollten sich mit ein bis zwei Tassen pro Tag langsam an den Tee gewöhnen und die Reaktionen beobachten. Für Fortgeschrittene liegt eine sinnvolle Grenze bei vier Tassen.

Ein weiterer wichtiger Inhaltsstoff des Grünen Tees ist das Coffein, das die Nerven stimuliert. Durch das Coffein kann Grüner Tee abführend wirken. Die Muskeln des Dickdarms werden angeregt, sich zusammenzuziehen.

Menschen mit Reizdarmsyndrom, Sodbrennen oder Magengeschwüren sollten Grünen Tee meiden.

Das im Grünen Tee enthaltene Coffein kann bei sehr empfindlichen Personen Kopfschmerzen verursachen.

Die Wirkung von Theanin auf die Schlafqualität wird unterschiedlich beurteilt. Diese bioaktive Aminosäure wirkt einerseits beruhigend, indem sie die Herzfrequenz senkt, andererseits steigert sie Konzentration und Wachheit.

Die Gerbstoffe des Grünen Tees können die Intensität der Magensäure erhöhen. Solche Säuren und andere Antioxidantien im Grünen Tee behindern die Aufnahme des lebenswichtigen Spurenelements Eisen. Dies kann auf verschiedene Weise verhindert werden. Zum einen durch die Zugabe von Vitamin C aus einer Zitrone, das die Eisenaufnahme fördert. Wird der Tee eine Stunde vor oder nach einer Mahlzeit getrunken, hat der Stoffwechsel genügend Zeit, das mit der Nahrung aufgenommene Eisen ungehindert zu verwerten.

Hohe Mengen an Coffein und Gerbstoffen können zu Übelkeit, Verstopfung und Erbrechen führen. Auch Schwindel und Krämpfe können auftreten.

Für Menschen, die auf ihre Knochengesundheit achten, wird empfohlen, nicht mehr als zwei Tassen Grünen Tee pro Tag zu trinken. Die Inhaltsstoffe von Camellia sinensis können die Calciumaufnahme hemmen und zu einem niedrigen Calciumspiegel führen. Das kann in geringem Maße die Wahrscheinlichkeit von Osteoporose erhöhen.

Grüner Tee kann mit einer verminderten Neigung zur Blutgerinnung in Verbindung gebracht werden.

Nach dem Genuss von Grünem Tee kann es unter bestimmten Umständen häufiger zu unerwarteten Blutungen kommen. Dies liegt daran, dass Fibrinogen gehemmt wir, ein Protein, das die Blutgerinnung fördert,

In der Schwangerschaft und Stillzeit gelten zwei Tassen Grüner Tee pro Tag wegen der Gerbstoffe, der Catechine und des Coffeins als unbedenklich. Die tägliche Coffeinmenge von etwa 200 Milligramm sollte nicht überschritten werden.

Grundsätzlich wird Grüner Tee von der amerikanischen Food and Drug Administration, FDA, als „Generally Recognised As Safe" (GRAS) eingestuft.

In der Literatur werden bei Einnahme des Extraktes mögliche Wechselwirkungen mit einzelnen Arzneimitteln aus bestimmten Arzneimittelgruppen erwähnt: zum Beispiel mit Antikoagulanzien, Betablockern und Cholesterinsenkern.

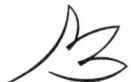

Grüner Tee für Einsteiger und Einsteiegerinnen

Tee hat in China die längste und faszinierendste Tradition. Zahlreiche Legenden ranken sich um seine Entdeckung. Im fünften Jahrtausend vor unserer Zeitrechnung soll ein Kräuterkundiger die Heilkraft der Pflanze entdeckt haben. Aus Dankbarkeit wurden ihm später mehrere Ehrennamen wie Shen Nong, Gott des Ackerbaus, und Kaiser Yandi verliehen.

Das Leben war damals sehr hart und die Menschen litten unter Hunger und vielen Krankheiten. Shen Nong hatte großes Mitleid. Er beschloss, nach gesunden Nahrungsmitteln und Rezepten für das leidende Volk zu suchen. An sich selbst testete er die Wirkung hunderter Pflanzen. Er testete verschiedene Pflanzenteile, Wurzeln, Stängel, Blätter. Und schrieb seine Erfahrungen auf.

Eines Tages überforderte er seinen Körper mit 72 giftigen Pflanzen. Es war selbst für ihn zu viel, er taumelte, fiel zu Boden und griff im Fallen nach einigen Blättern. Auf dem Boden liegend, begann er ein letztes Mal den Geschmack der Pflanzen zu erforschen und bereitete sich darauf vor, ohne Reue zu sterben.

Nachdem er die Blätter gegessen hatte, erkannte er die vergifteten Stellen in seinen Organen und vollbrachte Wunder. Ihre heilende Wirkung rettete ihm das Leben, und Shen Nong nannte die Pflanze Cha, was untersuchen oder prüfen bedeutet und sich von Medizin ableitet.

Durch eine kleine Änderung des Schriftzeichens wurde daraus im Laufe der Zeit der chinesische Name für Tee.

Eine andere Legende besagt, dass ein Windstoß das Blatt eines Teestrauches in eine Schüssel mit heißem Wasser wehte, das einem Kaiser serviert wurde... das Wasser färbte sich und nahm einen angenehmen Geschmack an. Das erste Teegetränk war geboren.

Die frühen Taoisten entdeckten im Teetrinken die Einladung, innezuhalten und über die Welt nachzudenken, und der Tee wurde zum Mittel der Vermittlung und zur Medizin, um sich von den Ausschweifungen des Alltags zu erholen. Ankommenden Gästen wurde das Getränk als goldenes Elixier angeboten.

Erstklassiger grüner Tee wird mit zahlreichen gesundheitlichen Vorteilen in Verbindung gebracht. Guter Geschmack allein reicht nicht aus. Man sollte immer auf hohe Qualität setzen. Leider sind die meisten Sorten, die in Supermärkten angeboten werden, von durchschnittlicher oder unterdurchschnittlicher Qualität.

Grüner Tee ist in der Regel nur sechs Monate haltbar. Das Herstellungsdatum auf der Verpackung gibt an, wann der fertige Grüntee abgefüllt wurde. Es gibt nicht an, wann die Blätter von der Pflanze gepflückt wurden. Der Weg vom Anbaugebiet bis zum Verbraucher kann zwischen 12 und 24 Wochen dauern. Je mehr Zwischenhändler beteiligt sind, desto mehr Nährstoffe gehen verloren.

Frische, reine Grünteeblätter haben eine grüne Farbe, da sie im Vergleich zu schwarzem Tee nicht oder weniger oxidieren. Die grüne Farbe des Teeblattes bedeutet, dass der Chlorophyllgehalt intakt ist.

Grünen Tee mit braunen oder schwarzen Blättern nicht bewusst kaufen.

Frische Blätter riechen grasig. Richtig aufgebrühter Tee aus echten grünen Blättern hat eine olivgrüne Farbe. Rot oder Braun wäre verdächtig.

Wählen Sie grüne Teeblätter aus biologischem Anbau. Chemische Düngemittel steigern die Produktivität auf Kosten der Bodengesundheit. In Indien wird grüner Tee vorbildlich nach den traditionellen Grundsätzen des Vrikshayurveda, der ayurvedischen Pflanzenheilkunde, angebaut.

Vermeiden Sie, wo immer möglich, Grünen Tee in Teebeuteln. Im Restaurant ist das natürlich schwierig. Ganze und lose Blätter von hoher Qualität sind in der Regel von Stängeln und Blattrippen befreit. Teebeutel enthalten oft Blattreste wie dünne Zweige oder Pulverstaub. Diese mindern den Geschmack und die gesundheitliche Wirkung.

In den frischen Blättern der Camellia sinensis sind die wertvollsten Mikronährstoffe aus dem Reich der Natur konzentriert. Der wichtigste sekundäre Pflanzenstoff ist Epigallocatechingallat, wissenschaftlich abgekürzt EGCG. Es gehört zur großen Gruppe der Polyphenole, die in allen Obst- und Gemüsesorten aller Farben reichlich vorkommen. Nach dem Verzehr spielt EGCG eine Rolle bei zahlreichen biologischen Prozessen, vom beschleunigten Fettabbau über den Schutz des Herz-Kreislauf-Systems bis hin zur Gesundheit und Schönheit der Haut.

Abgepackter grüner Tee weist auf dem Etikett die tatsächlich enthaltenen Mikronährstoffe aus.

Bei den Antioxidantien sind dies in der Regel Quercetin, Linolsäure, Carotinoide und das bereits erwähnte Epigallocatechingallat, EGCG.

Weitere wichtige Verbindungen mit bioaktiven Eigenschaften sind neben den Polyphenolen und Flavonoiden Aminosäuren, Enzyme und Chlorophyll.

Die wichtigsten Mineralstoffe sind Magnesium, Mangan, Calcium, Zink und Kupfer.

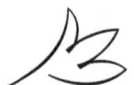

Literatur, Studien, Quellen

„Das Buch vom Tee". Kakuzo Okakura. 2016.

„Grüner Tee: Kultur - Genuss - Gesundheit Paperback". Peter Oppliger. 2010.

„Das kleine Handbuch des Grüntees: Grüner Tee - Heilwirkung und Kultur aus den Gärten der Welt". Pascal Debra. 2018.

„Die Grüntee-Therapie: Zubereitung, Wirkung und Poesie eines jahrtausendealten Heilmittels". Rosina Sonnenschmidt. 2003.

„Das Buch vom Grünen Tee". Christine Dattner und Sophie Boussahba. 2003.

„Tee verstehen: Ein Praxishandbuch über Tee inkl. gratis Fotoserie als Download - Alles über die Herstellung und Zubereitung - Tee selber machen und genießen - inkl. vieler individueller Rezepte". Luigi Raffele. 2022.

„Das grosse Buch vom grünen Tee - Die Heilkraft des asiatischen Tees für Körper und Seele nutzen". Dr. Jörg Zittlau. 2000.

„Das große Tee Buch: Alles, was Sie als Teeliebhaber wissen müssen! Lernen Sie die Welt des Tees ganz neu kennen. Von alter Teetradition bis hin zu neuen Teekreationen zum Selbermachen". Isabelle Mathieu. 2011.

„Tee-Sommelier: Eine Reise durch die Kulturgeschichte des Tee". Fabio Petroni und Gabriella Lombardo. 2018.

"Quantitative Analysis of Major Constituents in Green Tea with Different Plukking Periods and Their Antioxidant Activity". Lan-Sook Lee, Sang-Hee Kim, Young-Boong Kim, and Young-Chan Kim. Molecules. 2014 Jul.

"Green Tea minimally affects Biomarkers of Inflammation in Obese Subjects with Metabolic Syndrome". Arpita Basu. National Center for Biotechnology Information. 2011.

"Green tea supplementation increases glutathione and plasma antioxidant capacity in adults with the metabolic syndrome". ScienceDirect. 2013.

"Green tea and metabolic syndrome: A 10-year research update review". Iran

J Basic Med Sci. 2021 Sep.

"Voluntary exercise and green tea enhance the expression of genes related to energy utilization and attenuate metabolic syndrome in high fat fed mice". Epub 2013 Dec 27.

"Worsening Metabolic Syndrome May Increase Cancer Risk". The ASCO Post Staff. March 12, 2024.

"THE LIVER BENEFITS OF GREEN TEA: A NATURAL SOLUTION FOR OP-TIMAL HEALTH". Nutritional Magazine. Nov 13, 2023 .

„Grüner Tee in der Dermatologie – Mythen und Fakten". Deutsche Dermatologische Gesellschaft. 27. Juli 2015.

„Green Tea and Its Relation to Human Gut Microbiom". Molecules. 2021 July.

"Efficacy, safety and tolerability of green tea catechins in the treatment of external anogenital warts: a systematic review and meta-analysis". J Eur Acad Dermatol Venereol. 2011 March.

"Beneficial effects of green tea: A literature review". MedChina. 2010. 06. 04. 2010.

"Green tea and bone health: Evidence from laboratory studies". Epub. 2011 Apr 5.

"Green tea EGCG, T cells, and T cell-mediated autoimmune diseases". Epub 2011 Oct 14.

"Consumption of Green Tea, but Not Black Tea or Coffee, Is Associated with Reduced Risk of Cognitive Decline". PLOS ONE. May 14, 2014.

"Tea and depression". Food Science and Human Wellness. May 2022.

„The science of tea's mood-altering magic". OUTLOOK. 06 February 2019.

"A systematic review and meta-analysis of dietary patterns and depression in community-dwelling adults". Am. J. Clin. Nutr. 2014.

"Consumer Choices and Habits Related to Tea Consumption by Poles". Foods. September 16, 2022.

"Green tea may lower heart disease risk". Harvard Medical School. December 1, 2012.

"Oxidative stress and heart failure". Am J Physiol Heart Circ Physiol. Epub 2011 Sep 23.

"Epigallocatechin gallate promotes p53 accumulation and activity via the inhibition of MDM2-mediated p53 ubiquitination in human lung cancer cells". Oncology Reports. 2013.

"Cardiorespiratory: Fitness May Cut Prostate Cancer Risk". Medscape. February 02, 2024.

"Potential Therapeutic Targets of EGCG, the Most Abundant Catechin in Green Tea, and Its Role in the Therapy of Various Types of Cancer".

Molecules. 2020 Jul 9;25(14):3146.

"Green tea and skin cancer: photoimmunology, angiogenesis and DNA repair". J Nutr Biochem. 2007 May,18.

"Possible Mechanisms of Green Tea and Its Constituents against Cancer". Molecules. 2018.

"The combination of green tea and tamoxifen is effective against breast cancer". Carcinogenesis. 2006 Dec, 27.

"Hepatoprotective effect of green tea (Camellia sinensis) extract against tamoxifen-induced liver injury in rats". J Biochem Mol Biol. 2005 Sep 30.

"Influence of green tea consumption on endoxifen steady-state concentration in breast cancer patients treated with tamoxifen".

Breast Cancer Res Treat. 2020 Nov 18.

"Green Tea Catechins: Nature's Way of Preventing and Treating Cancer." Int J Mol Sci. 2022 Sep 14.

"Melatonin and (-)-Epigallocatechin-3-Gallate: Partners in Fighting".

Cancer. Cells. 2019 Jul 19.

"Tea polyphenol (-)-epigallocatechin-3-gallate inhibits DNA methyltransferase and reactivates methylation-silenced genes in cancer cell lines". Cancer Res. 2003 Nov 15.

"Metabolism of Gallic Acid and Its Distributions in Tea (Camellia sinensis) Plants at the Tissue and Subcellular Levels". National Center for Biotechnology Information. 2020 Aug 8.

"Green Tea (Camellia sinensis): A Review of Its Phytochemistry, Pharmacology, and Toxicology". Molecules. 2022 Jun 27.

"Cancer Prevention with Green Tea and Its Principal Constituent, EGCG: from Early Investigations to Current Focus on Human Cancer Stem Cells". Moleclues and Cell. 2018.

"Chemopreventive Property of Sencha Tea Extracts towards Sensitive and Multidrug-Resistant Leukemia and Multiple Myeloma Cells". Biomolecules. 2020.

"Melatonin and (-)-Epigallocatechin-3-Gallate: Partners in Fighting Cancer". Cells. 19. Juli 2019.

"Diet supplemented with phytochemical epigallocatechin gallate and probiotic Lactobacillus fermentum confers second generation synbiotic effects by modulating cellular immune responses and antioxidant capacity in aging mice". European Journal of Nutrition. 03. January 2019.

"Scientific opinion on the safety of green tea catechins". EFSA. 28. 04, 2018.

"Green tea is healthy in so many ways (not to mention delicious!)". Japanese Green Tea Co.

"The truth about green tea ...". ABC Science. 05. 03. 2014.#

"Green Tea Fundamentals". CCFine Tea. 14. 09. 2020.

"Green Tea Detox: Is It Good or Bad for You?" healthline. 25. 07. 2023.

"Green Tea in the Morning?" Jon Yaneff. FOOD FOR BETTER HEALTH.

"Green Tea and Its Relation to Human Gut Microbiome". Molecules. 26. 07. 2021.

„Grüner Tee in der Dermatologie – Mythen und Fakten". Alexander Zink, Claudia Traidl-Hoffmann. Deutsche Dermatologische Gesellschaft. 27. 07. 2015.